Dr. Angela Fetzner

Endlich wieder traumhaft schlafen: Schlafstörungen erfolgreich überwinden

Endlich wieder traumhaft schlafen: Schlafstörungen erfolgreich überwinden

Von
Dr. Angela Fetzner

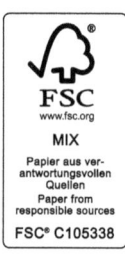

Bibliografische Information
der Deutschen Nationalbibliothek
Die Deutsche Nationalbibliothek verzeichnet diese Publikation in der Deutschen National-bibliografie; detaillierte bibliografische Daten sind im Internet über http://dnb.dnb.de abrufbar.
© 2015, 2016, 2017, 2019 Dr. Angela Raab geb. Fetzner
alle Rechte vorbehalten
4. Auflage 2019

Herstellung und Verlag: BoD Books on Demand, Norderstedt

Umschlaggestaltung:
ZERO Werbeagentur, München unter Verwendung von Motiven von shutterstock.com

Foto: © Anton Maltsev fotolia.com

Buchsatz: Michael Raab

ISBN 9783743112377

Inhaltsverzeichnis

Vorwort	7
Prolog	8
Teufelskreis Schlaflosigkeit	11
Wann liegt eine Schlafstörung vor?	14
Was ist eine primäre Insomnie?	16
Wann besteht Handlungsbedarf?	19
Hinweis	20
Gedankliche Entspannung	21
Gedankenstopp – Ausweg aus dem Gedankenkarussell	23
Schlafhygiene	25
Stimuluskontrolle	35
Schlafrestriktion	38
Paradoxe Intention	40
Der Gedankenstuhl	41
Kognitive Verhaltenstherapie	42
Alpträume	43
Was zeichnet einen gesunden Schlaf aus?	46
Was bringen Schlafambulanzen und Schlaflabore?	48
Der Tag entscheidet, wie die Nacht wird	52
Die Macht der Gedanken	54
Entspannungstechniken	63
Die richtige Atmung kann wahre Wunder bewirken	87
Sollten Schlafstörungen medikamentös therapiert werden?	88
Schüßler-Salze bei Schlafstörungen	91
Epilog	95
Zur Autorin	96
Ein herzliches Dankeschön	97
Bücher von Dr. Angela Fetzner	97
Leseprobe Aromatherapie	98

*„Nicht Mandragora noch Mohn,
noch alle Schlummersäfte der Natur
verhelfen Dir zu süßem Schlaf
der gestern dein noch war."*

(Shakespeare, Othello)

Vorwort

Nachts wieder einmal richtig ein- und durchschlafen zu können – danach sehnen sich diejenigen Menschen, die oft seit Jahren an Schlafstörungen leiden.

Tagsüber kommen noch ständige Müdigkeit, mangelnde Leistungsfähigkeit, Gereiztheit und Gedanken an die bevorstehende Nacht hinzu.

Irgendwann nehmen viele Menschen ihre Schlafstörungen resigniert hin oder versuchen, diese mit Schlafmitteln zu bekämpfen – oft mit der Folge noch stärker werdender Schlafstörungen.

Doch niemand muss mit Schlafstörungen leben: Dieser Ratgeber möchte Ihnen Hilfe und Anleitung geben, wie Sie Ihre Schlafstörungen individuell und erfolgreich in den Griff bekommen können.

Bereits kleine Veränderungen genügen oft, um wieder besser schlafen zu können und so neue Lebensfreude und Leistungsfähigkeit zu gewinnen.

Die Autorin Dr. Angela Fetzner berät und informiert als promovierte Apothekerin seit zwei Jahrzehnten zahlreiche Kunden. Als unabhängige Autorin und Apothekerin fühlt sich die Verfasserin dieses Buchs nur der Gesundheit und dem Wohl der Menschen verpflichtet.

Herzlichst Ihre Apothekerin Dr. Angela Fetzner

Prolog

Der Mensch schläft durchschnittlich 3000 Stunden pro Jahr, das entspricht etwa einem Drittel seiner Lebenszeit. Diese Zeit ist aber keine verlorene Zeit, denn während des Schlafs laufen im Körper wichtige Regerations- und Stoffwechselprozesse ab. Der Körper erholt sich während der Nacht und tankt neue Energie für den kommenden Tag. Eine geruhsame Nachtruhe ist aber für rund 10-35 % Prozent aller Menschen nur ein frommer Wunsch: Denn diese Menschen leiden unter Schlafstörungen und sehnen sich nach nichts mehr, wie wieder gut ein- und durchschlafen zu können sowie morgens erholt und ausgeruht aufzuwachen.

Gerade in der heutigen Zeit machen Stress, Leistungsdruck und Angst es vielen Menschen schwer, abzuschalten und auf die für uns notwendige Erholung zurückzugreifen.

Hierbei haben Schlafstörungen viele Gesichter und viele Ursachen: Schlecht einschlafen, nicht durchschlafen, morgens zu früh erwachen, Alpträume während der Nacht, unruhiger Schlaf, tagsüber wie gerädert sein – die Bandbreite der Schlafstörungen ist groß und eine Schlafstörung ist so belastend wie die andere.

Schlafstörungen – wer jemals darunter gelitten hat, weiß, wie quälend diese sind: Man wälzt sich nachts von einer Seite zur anderen, grübelt über Probleme, steht auf, versucht, sich zu beruhigen - doch nichts scheint gegen das nächtliche Wachliegen zu helfen, man kommt einfach nicht zur Ruhe. Und ist die viel zu kurze Nacht vorbei, fühlt man sich zerschlagen und wie gerädert.

Schlafstörungen machen auf Dauer missgelaunt und reizbar, rauben Konzentration und Leistungsfähigkeit, und ja, sogar auch einen Großteil der Lebensfreude.

Nicht zuletzt kann Schlaflosigkeit zum gefürchteten Sekundenschlaf am Steuer und an anderen Maschinen führen und damit das Risiko für schwere Unfälle erhöhen.

Halten Schlafstörungen über einen längeren Zeitraum an, resultieren daraus häufig gravierende gesundheitliche Probleme, bspw. werden das Immunsystem und das Herz-Kreislauf-System geschwächt und sogar Depressionen und Angststörungen können ausgelöst werden.

Hinzu kommt, dass Menschen mit Schlafstörungen von ihrer Umwelt häufig nicht ernst genommen werden und sogar als wehleidige Jammerlappen hingestellt werden.

Auch der Gang zum Hausarzt bringt oft keinen Erfolg, denn häufig steht dieser dem Problem genauso hilflos gegenüber wie der Betroffene und er kann oder will nicht viel mehr ausrichten, als den Rezeptblock zu zücken und ein Schlafmittel verordnen. Irgendwann nehmen viele Menschen ihre Schlafstörungen dann resigniert hin oder versuchen, diese mit Schlafmitteln zu bekämpfen – oft mit der Folge noch gravierenderer Schlafstörungen.

Doch an dieser Stelle die gute Nachricht: Niemand muss mit Schlafstörungen leben: Guten Schlaf kann man trainieren und wieder erlernen, genauso wie man den Zustand der Schlaflosigkeit erlernt hat.

Dieser Ratgeber möchte Ihnen Hilfe und Anleitung sein, wie Sie Ihre Schlafstörung individuell und erfolgreich in den Griff bekommen können. Bereits kleine Veränderungen genügen oft, um wieder besser schlafen zu können und so neue Lebensfreude und Leistungsfähigkeit zu gewinnen. Mögen Ihnen die Anregungen, Methoden und Hilfestellungen in diesem Buch zu bestmöglichem Nutzen gereichen.

Herzlichst Ihre Apothekerin Dr. Angela Fetzner

Teufelskreis Schlaflosigkeit

Nacht für Nacht wälzen sich Millionen von Menschen ruhelos in ihren Betten und fühlen sich am nächsten Morgen wie gerädert. Die am häufigsten auftretenden Schlafstörungen sind Einschlafstörungen, Durchschlafstörungen und ein nicht erholsamer Schlaf.

Der normale Umgang mit dem Schlaf – man ist müde, legt sich ins Bett und schläft ein – ist dagegen irgendwann abhandengekommen.

Stattdessen kann man abends nicht abschalten, grübelt, macht sich Sorgen, zählt Schäfchen, liegt unruhig im Bett, kann die nächtliche Stille nicht ertragen, geschweige denn genießen. Man wälzt sich von Seite zu Seite, aber wie man sich auch bettet, man findet keine Ruhe und schon gar nicht den so ersehnten Schlaf. Man wird unruhiger und angespannter, mit jeder Stunde, die vergeht. Die Zeit scheint nicht zu verrinnen, man schaut auf die Uhr, Stunde um Stunde, in der man keinen Schlaf findet. Schon in der Nacht hat man Angst vor dem nächsten Morgen, vor der bleiernen Müdigkeit, die in allen Gliedern steckt. Und nach dem Aufstehen fragt man sich, wie man bloß den Tag durchstehen soll, man ist nicht fit und leistungsfähig, fühlt sich stattdessen wie zerschlagen. Und bereits am Tag hat man schon Angst vor der nächsten Nacht. So wird der Gang ins Bett zum sprichwörtlichen Spießrutenlauf, eine ängstliche Anspannung und Erwartungshaltung – „ich werde bestimmt wieder schlecht schlafen" – stellen sich ein.

Mit dieser Einstellung ist schlechter Schlaf freilich bereits vorprogrammiert.

Gesellt sich zur Schlaflosigkeit die Angst vor der Schlaflosigkeit, entsteht nicht selten ein Teufelskreis: Oft kreisen die Gedanken des Schlaflosen den ganzen Tag um die Schlaflosigkeit.

Dieser Verlust der Unbefangenheit kommt durch das folgende Zitat des Schweizer Psychotherapeuten Paul Dubois (1848-1918) sehr gut zum Ausdruck: „Der Schlaf ist wie eine Taube. Streckt man die Hand ruhig aus, setzt sie sich darauf; greift man nach ihr, fliegt sie fort."

Dieser Spruch versinnbildlicht den Teufelskreis, in dem sich der Schlaflose befindet. Je mehr man den Schlaf herbeisehnt und je mehr man sich an diesen Wunsch klammert, desto mehr verflüchtigt er sich.

Am Anfang von Schlafstörungen stehen häufig Ärger am Arbeitsplatz, Konflikte in der Beziehung oder finanzielle Sorgen. Weitere Auslöser können seelische Belastungen, Krankheiten oder ein Trauerfall in der Familie sein. In solchen Ausnahmesituationen erlebt man nicht selten das Gefühl der Überforderung und der Hilflosigkeit – und nachts hängt man weiter seinen düsteren Gedanken nach und die Last des Sorgensteins lässt einen nicht zur Ruhe kommen.

Oft sind nach einer gewissen Zeit die Probleme gelöst oder verarbeitet, die Schlafstörungen halten jedoch an. Obwohl kein Grund mehr zum Grübeln da ist und die Probleme gelöst sind, grübelt man weiter – nun über das Einschlafen und die Angst vor der Schlaflosigkeit. Der Auslöser der Schlafstörung spielt also irgendwann keine Rolle mehr, die Schlafstörung hat sich verselbständigt, der Patient ist in einem Kreislauf des schlechten Schlafes gefangen, aus dem es kein Entrinnen zu geben scheint.

So werden oft schleichend schlechte Schlafgewohnheiten und ein falsches Schlafverhalten erlernt, während nach und nach ein gesundes und nützliches Schlafverhalten verlernt wird.

Durch Gedanken, Gefühle und Verhaltensweisen wird schlechter Schlaf gleichsam einem negativen Verhaltensmuster erlernt.

Man leidet freilich darunter, baut sich selbst Druck und Angst auf – all das sind Motive, welche die Schlafstörungen noch verstärken.

Wann liegt eine Schlafstörung vor?

Eine Schlafstörung liegt dann vor, wenn eine oder mehrere der folgenden Beschwerdebilder länger als vier Wochen bestehen – und das, obwohl die Schlafbedingungen ausreichend sind und keine äußeren Störfaktoren vorliegen:

- Schwierigkeiten einzuschlafen und/oder durchzuschlafen
- frühmorgendliches Erwachen
- chronisch unerholsamer Schlaf
- starke Tagesmüdigkeit
- Zu langer Schlaf

Die Anzeichen, aber auch die Folgen und Auswirkungen einer Schlafstörung, sind nachfolgend aufgeführt:
- (starke) Müdigkeit am Tag
- Unwohlsein
- Konzentrations- und Gedächtnisstörungen
- Stimmungsschwankungen
- Schläfrigkeit am Tag
- Sorge über die Schlafstörungen
- Angst
- Innere Unruhe
- Fehlende Motivation und fehlender Antrieb
- Erhöhte Neigung zu Fehlern am Arbeitsplatz und zu Unfällen im Straßenverkehr
- Anspannung
- Kopfschmerzen
- Gastrointestinale Beschwerden
- Häufiges Einnicken am Tag
- Verminderte Belastbarkeit

Die oben genannten Beschwerden sowie auch die Folgen der Schlafstörung sind – was ohne weiteres nachvollziehbar ist – oft mit einem hohen Leidensdruck verbunden, sie führen häufig sogar zur Verminderung der Lebensqualität und –freude.

Halten die Beschwerden an, kann es zu nachhaltigen Beeinträchtigungen im Beruf sowie in sozialen, gesellschaftlichen und weiteren wichtigen Bereichen des Lebens kommen.

Zusätzlich können lang anhaltende Schlafstörungen zu somatischen Beschwerden wie Diabetes Mellitus Typ 2 sowie zu psychischen Beschwerden wie Depressionen führen.

Was ist eine primäre Insomnie?

Die primäre Insomnie (Insomnie leitet sich vom Lateinischen ab und bedeutet Schlaflosigkeit) ist eine eigenständige Schlafstörung, die nicht Ausdruck und Folge einer anderen Erkrankung ist.

Im Gegensatz hierzu liegen bei der sekundären Insomnie organische, psychiatrische oder andere Erkrankungen als Ursache der Schlafstörung vor. Eine sekundäre Insomnie kann auch durch Störungen des biologischen Schlaf-Wach-Rhythmus (Jetlag, Schichtarbeit) oder durch bestimmte Medikamente oder Drogen hervorgerufen werden.

Nachfolgend sind die verschiedenen Formen der sekundären Insomnie aufgeführt.

Organisch oder psychisch bedingte Schlafstörungen:

- Herz-Kreislauf-Erkrankungen (z. B. Angina pectoris)
- Lungenerkrankungen (z. B. Asthma)
- Chronische Nierenerkrankungen
- Leberzirrhose
- Über- oder Unterfunktion der Schilddrüse
- Diabetes mellitus Typ 2
- Prostataerkrankungen mit nächtlichem Harndrang
- Parkinson
- Chronische Schmerzen, z. B. Rückenschmerzen oder rheumatische Schmerzen
- Polyneuropathien
- Epilepsien
- Extrapyramidalmotorische Erkrankungen
- Maligne Tumoren
- Schlafapnoe-Syndrom
- Restless legs-Syndrom
- Psychiatrische Erkrankungen
- Depressionen
- Manie
- Schizophrenie
- Angststörung
- Demenz

Schlafstörungen aufgrund von Störungen des Schlaf-Wach-Rhythmus:
- Jetlag
- Schichtarbeit

Zu den sekundären Insomnien gehören weiter durch Medikamente, Genussmittel und Psychostimulantien ausgelöste Schlafstörungen.

Gleichwohl es bei der sekundären Insomnie gilt, zunächst die Grunderkrankung zu behandeln, sind nachfolgend geschilderte Methoden zur Behandlung von Schlafstörungen auch für von der sekundären Insomnie betroffene Personen geeignet.

Wann besteht Handlungsbedarf?

Handlungsbedarf besteht immer dann, wenn die Schlafstörungen länger als vier Wochen bestehen – um eine Chronifizierung der Beschwerden zu vermeiden und um nicht ein Gefangener im Teufelskreis der Schlafstörung zu werden, ist es wichtig, zügig aktiv zu werden.

Leider handeln nur wenige Menschen mit Schlafstörungen sofort und werden unmittelbar aktiv im Einsatz gegen ihre Schlafstörungen: Nach dem Motto „Die Schlaflosigkeit wird schon wieder vorübergehen" warten viele Betroffene erst einmal ab. Doch wenn Schlafstörungen länger als vier Wochen andauern, sind sie oft ohne entsprechende Maßnahmen nicht mehr in den Griff zu bekommen. Denn in diesem Fall ist häufig bereits ein Teufelskreis entstanden: Zur Schlaflosigkeit gesellt sich noch die Angst vor der Schlaflosigkeit.

Die gute Nachricht ist jedoch, dass man selbst sehr viel gegen bestehende Schlafstörungen unternehmen kann, weiter ist positiv, dass sich oft schon nach kurzer Zeit Erfolge einstellen und dass viele der hier vorgeschlagenen Konzepte sehr leicht und ohne großen Aufwand durchzuführen sind.

Im Folgenden sind die bewährtesten Methoden dargestellt, mit deren Hilfe Sie Schlafstörungen erfolgreich überwinden können. Lassen Sie uns also beginnen.

Hinweis

Bezüglich der im Folgenden dargestellten Maßnahmen zur Überwindung der Schlafstörungen darf der Leser darauf vertrauen, dass die Autorin große Sorgfalt darauf verwendet hat, dass die Angaben in diesem Buch dem neuesten Stand der Wissenschaft entsprechen.

Die Erkenntnisse in Medizin und Pharmazie sind jedoch niemals statisch, sondern unterliegen einem fortlaufenden Entwicklungsprozess. Alle Angaben können von daher immer nur dem aktuellen Wissensstand zum Zeitpunkt des Erscheinens des Buchs entsprechen.

Deshalb kann die Autorin für die gemachten Angaben keinerlei Verantwortung und Gewähr übernehmen. Die Durchführung der in diesem Buch beschriebenen Therapien und Anwendungen erfolgt auf eigene Gefahr und auf eigene Verantwortung des Benutzers. Die Autorin übernimmt keine Haftung für Personen-, Sach- und Vermögensschäden aufgrund der Durchführung der hier erwähnten Anwendungen.

Ich hoffe, Ihnen mit diesem notwendigen Hinweis nicht die Freude an diesem Buch verdorben zu haben.

Nun aber in medias res – lassen Sie uns beginnen, den Kampf gegen alle Arten von Schlafstörungen aufzunehmen.

Gedankliche Entspannung

Gedankliche Entspannung bedeutet, kreisende Gedanken bewusst durch gedankliche Entspannungsmethoden zur Ruhe zu bringen.

So wird der ständige Gedankenstrom in unserem Kopf durch entsprechende gedankliche Entspannung unterbrochen. Gedankliche Entspannung bedeutet etwa, sich in Gedanken auf eine Fantasiereise an einen besonders schönen Ort zu begeben, bspw. an einen Palmenstrand in einem fernen Land. Man stellt sich in Gedanken vor, wie man an diesem Strand liegt, dabei den warmen Sand unter dem Körper spürt. Die Strahlen der Sonne wärmen wohltuend Körper und Seele, die Palmen bewegen sich leicht im Wind. Man hört das sanfte Rauschen des Meeres, und atmet die frische Meeresluft ganz tief ein. Man betrachtet versonnen den blauen, wolkenfreien Himmel über sich. Man liegt genussvoll da, im Hier und Jetzt, ist glücklich, sorgenfrei.

Eine andere schöne Gedankenreise führt bspw. in einen heimischen Garten, einen Ort der Harmonie, der Zuflucht und der Sicherheit. Man stellt sich vor, wie man auf einer Bank im Schatten sitzt, die Ruhe genießt, die nur von zartem Vogelgezwitscher unterbrochen wird. Man atmet tief ein, es riecht nach feuchtem Moos und frischem Gras. Ein Bach plätschert leise in der Ferne, am Himmel ziehen langsam Wolken vorbei. Man betrachtet die intensiven Farben der Blumen, umschließt mit den Händen einen Baum, spürt die Rinde des Baums.

Man fühlt sich Eins mit der Natur. Man fühlt sich ruhig und leicht, lässt los, spürt nur noch die Natur und die Harmonie, die von dieser ausgeht.
Sie werden überrascht sein, wie effektiv solche Gedankenreisen sind und welche Wirkungen unsere Gedanken auf unseren Körper und unsere Seele haben. Genießen Sie diese Gedankenreisen und machen Sie diese zu Ihrem allabendlichen Ritual.

Zur gedanklichen Entspannung gehören auch Meditation, Autogenes Training und Achtsamkeitstraining (siehe unten).

Gedankenstopp – Ausweg aus dem Gedankenkarussell

Gerade abends im Bett – wenn wir eigentlich zur Ruhe kommen sollten – drehen sich unsere Gedanken häufig wie ein Karussell immer wieder um die gleichen, oft negativen Gedanken – sei es um den Ärger am Arbeitsplatz, sei es um bevorstehende Prüfungen, die Krankheit von nahen Angehörigen, Konflikte mit dem Partner, finanzielle Sorgen wie bspw. unbezahlte Rechnungen.

Manche Probleme und Konflikte lassen uns einfach nicht los und klammern sich geradezu wie ein Krake an uns. Und so sehr wir uns auch bemühen, die belastenden Probleme auszublenden – wir kommen nicht von den trüben Gedanken los und diese lassen uns nicht los.

Obwohl wir instinktiv wissen, dass solch' Gedankenkreisen zu nichts führt und dass Probleme selten in der Nacht gelöst werden, ist es dennoch nicht leicht, aus dem Sorgenkarussell auszusteigen.

In solchen Situationen können wir zur Methode des Gedankenstopps greifen. Dieses Verfahren stammt aus der kognitiven Verhaltenstherapie und kann von jedermann selbst eingeübt werden. Das Gute daran ist: Je öfter man diese Technik anwendet, umso besser funktioniert sie und wir sind nach kurzer Zeit in der Lage, lästige Gedanken bewusst zu unterbrechen.

Die Methode des Gedankenstopps funktioniert folgendermaßen: Wenn Sie sich nachts beim Grübeln, beim Gedankenkreisen oder bei belastenden und angstmachenden Gedanken ertappen, drücken Sie ganz bewusst die Stopp-Taste und malen sich zusätzlich in Gedanken ein rotes Stoppschild aus.

Auf diese Weise wird der negative Gedankenfluss unterbrochen. Wenden Sie sich gleichzeitig ruckartig positiven oder beruhigenden Gedanken zu: Stellen Sie sich etwa in Gedanken schöne Landschaften wie einen Palmenstrand vor, eine Wiese mit Sommerblumen oder einen Berg mit einem rauschenden Wasserfall. Vertiefen Sie sich ganz in diese herrlichen Landschaften und erlauben Sie Ihrem Geist nicht, von diesen Bildern abzuschweifen. Weiter können Sie sich auch an einen schönen Urlaub erinnern oder an angenehme Ereignisse in der Vergangenheit.

Atmen Sie dabei ganz bewusst, ruhig und langsam. Eine tiefe Atmung lässt Sie zusätzlich in einen angenehmen Zustand der Entspannung kommen.

Eine weitere Möglichkeit ist auch, im Bett die Progressive Muskelentspannung (siehe unten) auszuüben.

Natürlich können Sie den Gedankenstopp auch bei einem Therapeuten, der auf kognitive Verhaltenstherapie spezialisiert ist, erlernen. In den meisten Fällen reichen bereits wenige Sitzungen, denn die Methode des Gedankenstopps ist unkompliziert und zeigt schon nach kurzer Zeit Erfolge.

Schlafhygiene

Als Schlafhygiene bezeichnet man Gewohnheiten und Maßnahmen, die dazu geeignet sind, einen gesunden Schlaf zu fördern.

Hygiene bedeutet in diesem Zusammenhang, den Schlaf zu pflegen und diesen rein, also ungestört, zu halten. Als einzige Maßnahme führt Schlafhygiene oft nicht zum gewünschten Erfolg und zur Beseitigung der Schlaflosigkeit, dennoch ist diese ein wichtiger Baustein, ohne welchen auch weitergehende Methoden zur Erzielung eines gesunden Schlafes oft erfolglos bleiben.

Bei leichteren Schlafstörungen dagegen genügt häufig bereits die Einhaltung der entsprechenden Schlafhygiene, um wieder einen erholsamen Schlaf zu finden.

Lassen Sie sich nicht von den scheinbar unspektakulären Tipps täuschen – oft zeigen diese eine frappierende Wirkung.

Im Folgenden sind die wichtigsten Hygienemaßnahmen für einen gesunden Schlaf genannt

- Bewegen Sie sich tagsüber möglichst viel, vorzugsweise an der frischen Luft.
- Treiben Sie regelmäßig Ausdauersport, vermeiden Sie jedoch starke körperliche Anstrengung in den späten Abendstunden. Durch schweißtreibenden Sport am Abend wird das sympathische Nervensystem angeregt, der Körper schaltet auf Stress und Aktivität um. Ein kleiner Abendspaziergang ist dagegen für einen erholsamen Schlaf förderlich.
- Führen Sie aufgrund Ihrer Schlafstörungen kein „Leben auf Sparflamme". Gehen Sie zu gesellschaftlichen Anlässen, treffen Sie Freunde und powern Sie sich beim Sport aus. Wer meint, sich „schonen" zu müssen, schläft nachts umso schlechter.
- Ein entspannender Abend kann auch durch Lesen eines vergnüglichen und heiteren Buchs oder durch Lauschen von entspannender Musik eingeläutet werden.
- Vermeiden Sie es, abends im Fernsehen aufregende Horrorfilme oder auch beunruhigende Psychothriller zu schauen. Das gleiche gilt für nervenaufreibende Lektüre.

- Setzen Sie sich abends einen festen Termin, an dem Sie aufhören zu arbeiten. Schalten Sie dann ganz bewusst auf Freizeit und Entspannung um. Diese Zeit am Abend, die idealerweise mindestens zwei Stunden betragen sollte, dient dazu, nach verrichtetem Tagwerk zu entspannen und den Abend ganz bewusst zu genießen. Dies kann bspw. in Form einer Massage geschehen oder indem Sie Entspannungstechniken wie Autogenes Training, Meditation oder Progressive Muskelentspannung praktizieren.
- Werden Sie nach Feierabend noch von Sorgen, Problemen oder unerledigten Aufgaben gequält, so drücken Sie ganz bewusst die Stopp-Taste. Schreiben Sie noch auftretende Sorgen und Probleme auf und legen Sie diese in einer Form eines Tagebuchs ab.
- Richten Sie alles, was Sie für die Arbeit am nächsten Tag benötigen. Das fängt bei der Bekleidung für den kommenden Tag an und endet bei den Arbeitsunterlagen. Stellen Sie sich auch den Wecker rechtzeitig. So vermeiden Sie, nachts darüber ins Grübeln zu kommen, was am nächsten Morgen noch alles in Hektik erledigt werden muss – Abschalten fällt wesentlich leichter, wenn alles Nötige schon bereit liegt.
- Sorgen Sie für eine angenehme Schlafatmosphäre und schalten Sie alle störenden Einflüsse aus.

- Missbrauchen Sie das Schlafzimmer nicht als Arbeitszimmer. Auch ein Fernsehgerät und/oder ein Computer sollten Tabu im Schlafzimmer sein.
- Das Schlafzimmer sollte idealerweise nur zum Schlafen und ggf. zu sexuellen Aktivitäten genutzt werden.
- Überfrachten Sie das Schlafzimmer nicht mit allem möglichen Hausrat und betrachten Sie dieses nicht als zusätzlichen Abstellraum. Die Ausstattung des Schlafzimmers sollte möglichst spartanisch gehalten sein, so dass von diesem möglichst wenig ablenkende Einflüsse ausgehen.
- Die Farben der Wand, des Bodens und der Bettwäsche im Schlafzimmer sollten eine entspannende und beruhigende Atmosphäre schaffen.
- Insbesondere beängstigende oder mit schlechten Erinnerungen verbundene Gegenstände sollten aus dem Schlafzimmer verbannt werden. Dabei kann es sich um Bilder vom Exfreund oder von kürzlich verstorbenen Angehörigen handeln, weiter haben Figuren aus Horrorfilmen, ausgestopfte Tiere oder auch Jagdtrophäen nichts im Schlafzimmer zu suchen. Das Gleiche gilt für Blumensträuße, Zimmerpflanzen, Aquarien oder gar Terrarien, in denen nachts Tiere krabbeln.

- Auch sollten keine zu erledigenden Dinge im Schlafzimmer aufbewahrt werden. Denkbar sind hier etwa Arbeitsunterlagen, die Steuererklärung oder Bügelwäsche.
- Die optimale Schlaftemperatur liegt zwischen 16 und 19 °C – finden Sie heraus, welche Temperatur genau für Sie ideal ist.
- Idealerweise sollte das Schlafzimmer nachts nicht beheizt werden, bei Bedarf greife man eher zu einer dicken Bettdecke, zu Wollsocken und ggf. zu einer Wärmeflasche.
- Vor dem Schlafengehen sollte man das Fenster für einige Minuten weit öffnen, um für genügend frische und unverbrauchte Luft zu sorgen.
- Die ideale Luftfeuchtigkeit im Schlafzimmer liegt zwischen 40 und 50 %.
- Reine ätherische Öle wie Lavendelöl können die Schlafbereitschaft fördern. Man kann ätherische Öle etwa auf einen Duftstein auftragen, von welchem die Öle einen beruhigenden Duft verströmen. Alternativ kann man Lavendelspray (in Alkohol gelöstes ätherisches Lavendelöl) auf das Kopfkissen sprühen.
- Weiter können Sie sich am Abend mit einer Lotion oder einem Öl mit reinem Lavendelöl als Zusatz einreiben.
- Wählen Sie bequeme, atmungsaktive Schlafbekleidung, am besten aus Baumwolle.

- Sorgen Sie für warme Füße. Ziehen Sie im Bett ruhig Kuschelsocken an oder gönnen Sie sich vor dem Zubettgehen ein warmes Fußbad.
- Baden Sie öfters vor dem Zubettgehen – idealerweise geben Sie dem Badewasser entspannende Zusätze wie Lavendelöl zu. Das warme Wasser in Verbindung mit dem beruhigenden Öl sorgt für herrliche Entspannung.
- Sorgen Sie für eine gute, nicht zu weiche Matratze, einen passenden Bettrahmen sowie ein geeignetes Nackenstützkissen. Es versteht sich weiter von selbst, dass das Bett groß genug sein sollte. Aus dem Bett herausragende Füße sind nicht dazu geeignet, erholsamen Schlaf zu finden.
- Schalten Sie störende Einflüsse wie laut tickende Uhren, in Ihr Schlafzimmer strahlende Lichtquellen oder knarrende Möbel aus.
- Schalten Sie nachts Ihr Handy aus. Anrufe oder Nachrichten während der Nacht sind alles andere als geeignet, einen erholsamen Schlaf zu fördern. Auch das Laptop oder iPad gehören nicht ins Schlafzimmer.
- Schlafen Sie in einem möglichst stark abgedunkelten Schlafzimmer - Helligkeit im Schlafzimmer stört den biologischen Schlaf-Wach-Rhythmus und wirkt wie ein Wach- und Muntermacher.

- Wenn Sie nachts aufwachen und z. B. zur Toilette müssen, sollten Sie idealerweise nur gedämmtes Licht einschalten.
- Sorgen Sie aber tagsüber für ausreichend Tageslicht. Machen Sie bspw. gleich nach dem Aufstehen einen kleinen Spaziergang an der frischen Luft. Durch Tageslicht wird das Hormon Melatonin produziert, welches Sie nachts leichter einschlafen lässt.
- Ist es Ihr Partner, der Ihnen durch laute Schnarchgeräusche den nächtlichen Schlaf raubt, verbannen Sie diesen kurzerhand ins Gästezimmer.
- Verzichten Sie auf einen ausgedehnten Mittagsschlaf. Wenn Sie auf ein kleines Nickerchen am Nachmittag nicht verzichten wollen oder können, sollte dieses nicht länger als dreißig Minuten dauern (Stellen Sie sich am besten den Wecker). Vermeiden Sie es auch, den Mittagsschlaf nach 15 Uhr zu machen. Genauso sollten Einschlafen und Dösen vor dem Fernsehapparat am Abend nach Möglichkeit vermieden werden.
- Versuchen Sie, morgens immer zur ungefähr gleichen Zeit aufzustehen. So kann der Körper sich wieder auf einen gesunden, regelmäßigen biologischen Schlaf-Wach-Rhythmus einstellen.

- Die Abendmahlzeit sollte möglichst früh am Abend eingenommen werden und auch nicht zu üppig ausfallen. Idealerweise sollten Sie nicht später als 17-18 Uhr zu Abend essen. Ein schwerer Magen und einsetzende Verdauungsprozesse in der Nacht belasten den Körper und verhindern einen erholsamen Schlaf.
- Bei Bedarf können Sie sich jedoch vor dem Zubettgehen noch ein Betthupferl etwa in Form einer Banane, einer heißen Schokolade oder Milch mit Honig gönnen. Diese leichten Mahlzeiten belasten den Körper nicht, sie setzen Glückshormone frei und verhindern einen allzu tiefen Insulinspiegel am frühen Morgen.
- Auch Alkohol ist ein Störenfried, wenn es um einen erholsamen nächtlichen Schlaf geht. Zwar erleichtert Alkohol das Einschlafen, jedoch kommt es nach abendlichem Alkoholgenuss häufig zu unruhigem Schlaf, zu Durchschlafstörungen und sogar zu Alpträumen. Halten Sie daher am besten eine Karenzzeit von etwa vier Stunden zwischen dem letztem Alkoholgenuss und dem Zubettgehen ein.

- Trinken Sie aufgrund der stimulierenden Wirkung von Coffein einige Stunden vor dem Zubettgehen keinen Kaffee mehr, das gleiche gilt für Kaffeezubereitungen wie Cappuccino und Latte Macchiato sowie für schwarzen und grünen Tee. Auch Cola (mit Coffein) sollte am Abend Tabu sein. Einige Menschen reagieren so sensibel auf Kaffee, dass diese die Wirkung des Coffeins selbst nach mehr als zehn Stunden noch spüren. In solchen Fällen sollte idealerweise ganz auf Kaffee und andere coffeinhaltige Getränke verzichtet werden. Andererseits gibt es gerade ältere Menschen, die nach Genuss von Kaffee besonders gut schlafen, hier wirkt Kaffee sogar beruhigend (sogenannte paradoxe Reaktion). Im Einzelfall müssen Sie selbst herausfinden, wie Sie auf Coffein reagieren.
- Da auch Rauchen eine anregende Wirkung hat, sollten Sie als Raucher idealerweise ca. vier Stunden vor dem Zubettgehen nicht mehr rauchen.
- Vermeiden Sie es, nachts auf die Uhr zu schauen. Denn beim Blick auf die Uhr können Anspannung und Angst noch zusätzlich gefördert werden, wenn die Zeit schon weit fortgeschritten ist und man noch immer nicht schläft („Nun ist schon drei Uhr, ich schlafe noch immer nicht, wie soll ich den nächsten Tag da überhaupt überstehen.").

- Stehen Sie auf, wenn Sie sehr unruhig sind und an Schlaf nicht zu denken ist. Gehen Sie in einen anderen Raum und versuchen Sie dort, sich abzulenken. Auf diese Weise wird das Schlafzimmer nicht mit negativen Eindrücken assoziiert und das anschließende Weiterschlafen fällt leichter.
- Führen Sie angenehme Rituale vor dem Zubettgehen ein: Das kann etwa die allabendliche Tasse Tee sein, das Hören eines entspannenden Musikstücks oder das Eincremen mit einer entspannenden Körperlotion.

Stimuluskontrolle

Unter der sogenannten Stimuluskontrolle versteht man eine Technik aus der modernen Verhaltenstherapie.

Es geht hierbei um die Beeinflussung des Verhaltens durch die geplante Anwendung und Kontrolle von Reizbedingungen. Gerade bei Schlafstörungen wird die Stimuluskontrolle sehr erfolgreich eingesetzt.

Die zentrale Regel der Stimulus-Kontrolle bei Schlafstörungen ist hierbei einfach umsetzbar: Das Bett ist nur zum Schlafen da (kein Lesen, Fernsehen oder Essen) und nur im Bett sollte geschlafen werden. Hintergrund dieser These ist, dass man davon ausgeht, dass bestimmte Verhaltensweisen im Bett auf Dauer dazu führen, dass das Bett mehr und mehr zum Ort (Reiz) wird, den man nicht nur mit Schlafen verbindet, sondern mit Aktivität sowie auch mit Ärger und Anspannung. Denn wenn das Bett über einen längeren Zeitraum ein Ort ist, an dem man bspw. grübelt und über Probleme nachdenkt, assoziiert man das Bett bald mit Gefühlen von quälender Angst und Sorge.

Nach der Theorie der Stimuluskontrolle lässt sich dieser Prozess jedoch wieder rückgängig machen, so dass der „Stimulus" Bett nur noch mit der Reaktion schlafen gekoppelt wird.

Nach und nach wird das Bett also nicht mehr als Ort der Sorge und der Schlaflosigkeit angesehen, sondern nur noch als Oase der Entspannung, der Erholung und des Schlafs.

Um dieses Ziel zu erreichen, beachte man folgende Hinweise

- Das Bett ist nur zum Schlafen da.
- Gehen Sie nur zu Bett, wenn Sie müde sind.
- Vermeiden Sie lange Wachphasen im Bett. Wenn Sie längere Zeit nicht einschlafen können, sollten Sie aufstehen und sich mit einer angenehmen Tätigkeit beschäftigen (Lesen, Handarbeit, Rätselhefte). Gehen Sie erst wieder ins Bett, wenn Sie müde sind.
- Wenn Sie die vorherige Regel befolgt haben und immer noch nicht einschlafen können, stehen Sie bitte erneut auf und gehen wiederum einer entspannenden Tätigkeit nach.
- Stellen Sie den Wecker und stehen Sie morgens immer ungefähr zur gleichen Zeit auf, unabhängig davon, wann Sie abends zu Bett gehen.
- Machen Sie keinen oder nur einen kurzen Mittagsschlaf. Versuchen Sie, abends vor dem Fernseher wachzubleiben.

Die erste Regel ist deswegen von fundamentaler Bedeutung, weil Menschen mit Schlafstörungen häufig sehr früh zu Bett gehen, in der Annahme, dann länger schlafen zu können („Jetzt ist es höchste Zeit, um ins Bett zu gehen."). Hierbei handelt es sich jedoch um eine irrtümliche Meinung, da man bei nicht ausreichender Müdigkeit ohnehin nicht einschlafen kann und dann nur umso länger schlaflos und oft grübelnd im Bett liegt.

Menschen mit gesundem Schlafverhalten dagegen gehen erst ins Bett, wenn sie sehr müde sind. Schlafgestörte müssen hingegen für dieses normale Schlafverhalten erst wieder sensibilisiert werden.

Bei Anwendung der Stimuluskontrolle zeigen sich nach einigen Wochen erste Erfolge.

Am Anfang kann es dagegen zu vermehrter Tagesmüdigkeit kommen, da man bei dieser Methode stets zur gleichen Zeit am Morgen aufsteht und dann anfangs das Gefühl hat, nicht ausreichend geschlafen zu haben.

Bei der Stimuluskontrolle gilt es also, sich ein wenig in Geduld zu üben.

Schlafrestriktion

Die Schlafrestriktionstherapie beruht darauf, dass die Schlafzeit (bzw. die Zeit, die im Bett verbracht wird) stark eingeschränkt wird.

Was auf den ersten Blick widersprüchlich erscheint, ist jedoch tatsächlich die effektivste nichtmedikamentöse Therapie bei Schlafstörungen.

Bei der Schlafrestriktion wird die Bettzeit auf die vom Patienten angegebene Schlafdauer verkürzt. Gibt der Patient z. B. an, er liegt neun Stunden im Bett, schläft davon aber nur sechs Stunden, so werden dem Patienten von nun an nur noch sechs Stunden Bettzeit zugestanden. Wenn die Bettzeit dann bspw. von Mitternacht bis sechs Uhr morgens verkürzt wird, fällt aufgrund der großen Erschöpfung und Müdigkeit am Abend das Einschlafen und auch das Durchschlafen meist leichter.

Auch die Schlafqualität steigt meist, da der Schlaf nicht durch so häufiges Aufwachen gestört wird - ein kurzer durchgehender Schlaf ist erholsamer als ein zerstückelter langer Schlaf.

Wenn Sie sechs Stunden ohne Unterbrechung durchschlafen, wird die Bettzeit um eine Viertelstunde verlängert. Wird auch diese Zeit ohne Aufwachen durchgeschlafen, wird nochmals eine Viertelstunde Bettzeit zugestanden usw.

Bei der Schlafrestriktionstherapie wird die Bettzeit auf bis zu fünf Stunden reduziert. In diesem Fall sollte die Therapie jedoch unter Anleitung eines erfahrenen Therapeuten erfolgen, da die stark verkürzte Bettzeit anfangs mit erhöhter Tagesmüdigkeit und einem starken Konzentrations- und Leistungsabfall einhergehen kann.

Da die harte Anfangszeit der Schlafrestriktion von manchen Personen als schwer durchführbar empfunden wird, kann auch hier ein geeigneter Therapeut das Durchhaltevermögen stärken und gemeinsam mit dem Patienten überlegen, wie er die zunehmende Müdigkeit am Tag umgehen kann (z. B. durch Spaziergänge an der frischen Luft, kalte Duschen).

Ziel der Schlafrestriktion ist es, nach einer mehrwöchigen Therapiephase eine kontinuierliche Schlafdauer von mindestens fünf Stunden zu erreichen. Eine Schlafdauer von mehr als sieben Stunden ist für die Anfangszeit (innerhalb eines Jahres) nicht erstrebenswert, um nicht wieder in alte Muster zurückzufallen.

Paradoxe Intention

Ein nicht so häufig eingesetztes, aber nicht minder wirksames Verfahren zur Beseitigung von Schlafstörungen ist die sogenannte paradoxe Intention. Hierbei wird der Betroffene aufgefordert, ins Bett zu gehen und so lange wie möglich wach zu bleiben – man tut also genau das Gegenteil dessen, was man eigentlich erreichen will. Was auf den ersten Blick tatsächlich paradox erscheint, ist leicht erklärt: Durch die Methode der paradoxen Intention wird der Druck, einschlafen zu müssen, genommen, sowie gleichzeitig auch die Angst, nicht einschlafen zu können.

Die mit der Angst einhergehende Erregung und Anspannung wird ebenso reduziert, das Einschlafen wird erleichtert.

Übertriebene und zwanghafte Versuche, einzuschlafen, werden vermindert. Durch die Aufforderung, wachzubleiben, wird das angstbehaftete Erleben des Einschlafvorganges ausgeschaltet.

Der Gedankenstuhl

Der Gedankenstuhl oder die Grübelecke ist ein bestimmter, fester Platz (ein Stuhl/Sessel) in Ihrer Wohnung, den Sie immer aufsuchen sollten, wenn Sie ins Grübeln geraten. Ziel ist es, Probleme, Sorgen, Grübeleien und wichtige Entscheidungen aus dem Bett sowie in den Tag zu verlagern. So sollten Sie tagsüber – immer wenn sich Probleme ergeben oder wenn Sie ins Grübeln geraten – den Gedankenstuhl aufsuchen und dort Platz nehmen.

Setzen Sie sich auch vor dem Zubettgehen stets nochmals auf den Stuhl und notieren Sie Ihre Gedanken und etwaigen Probleme. Schreiben Sie gleichzeitig Lösungsansätze für Ihre Probleme auf und auch, welche Ziele Sie sich setzen.

So können Sie anschließend beruhigt ins Bett gehen und alle Sorgen hinter sich lassen – Sie haben schließlich das Gefühl, sich ausreichend mit den anstehenden Problemen beschäftigt zu haben und auch Lösungsmöglichkeiten dafür gefunden zu haben. Auf diese Weise kommt es zu einer strikten Trennung von Schlaf/Schlafzimmer und Nachdenken/Grübeln. Eine bereits vorhandene Verknüpfung wird mit der Zeit erfolgreich gelöst.

Wenn man nachts dennoch aufwacht und wieder in den Grübelkreislauf gerät, gilt es, schnurstracks aufzustehen und den Gedankenstuhl aufzusuchen. Denn dort werden Probleme überdacht und Lösungswege gesucht.

Damit sich das Grübeln auf dem Stuhl nicht festsetzt, sollten Sie Techniken der Problemlösung erlernen – das kann etwa sein, sich bewusst auf das Problem zu konzentrieren, bestimmte Handlungsstrategien zu entwerfen oder sogenanntes Brainstorming zu betreiben.

Kognitive Verhaltenstherapie

Die kognitive Verhaltenstherapie von Schlafstörungen beginnt üblicherweise mit der Vermittlung von Informationen über den Schlaf. Der Begriff „kognitiv" leitet sich vom lateinischen Wort cognoscere (kennenlernen, erfahren, erkennen) ab. Unter kognitiver Therapie versteht man entsprechende Techniken, mit deren Hilfe man seine Gedanken beeinflussen und verändern kann. So werden die Betroffenen bspw. darüber aufgeklärt, dass nicht jeder Erwachsene acht Stunden Schlaf benötigt oder dass häufiges, kurzes Erwachen im Laufe der Nacht durchaus üblich sein kann. Gerade ältere Patienten sollten darüber informiert werden, dass der Schlafbedarf im Alter abnimmt und dass mehrfaches Aufwachen in der Nacht und frühes Aufwachen unter Senioren weit verbreitet ist. Außerdem wird der Schlaf mit dem Älterwerden leichter, Tiefschlafphasen treten seltener auf. Auf diese Weise können mittels der kognitiven Verhaltenstherapie falsche Vorstellungen vom Schlafverhalten aus dem Weg geräumt werden – der Therapeut informiert darüber, dass viele vom Betroffenen als krankhaft angesehene Schlafmuster in Wirklichkeit gar nicht pathologisch sind – so können den Betroffenen viele unbegründete Ängste genommen werden.

Weiter wird in der kognitiven Verhaltenstherapie erarbeitet, ob Schlafstörungen schon früher oder auch gehäuft in der Familie aufgetreten sind; ferner, was die Ursachen für die Schlafstörungen waren, welche Folgen die Schlafstörungen für den Patienten hatten und was zur Bewältigung der Schlafprobleme bereits unternommen wurde.

Alpträume

Unter Alpträumen versteht man angst- und panikauslösende Träume, die sich aus zunächst normalen Träumen entwickeln.

Alpträume treten vermehrt in der zweiten Hälfte der Nacht auf und kommen vor allem in der so genannten REM-Schlafphase vor, die durch schnelle Augenbewegungen gekennzeichnet ist.

Auslöser sind neben einer genetischen Veranlagung Stress, traumatische Ereignisse, die Einnahme bestimmter Medikamente, Krankheiten, bevorstehende Prüfungen usw.

Sensible, ängstliche und kreative Menschen leiden besonders häufig unter Alpträumen.

Alpträume werden zumeist als verstörend und emotional intensiv erlebt, in den Träumen ist der Schlafende meist mit Themen rund um Gewalt, die eigene Hilflosigkeit und den Tod konfrontiert. In Alpträumen stürzen die Betroffenen häufig in die Tiefe, befinden sich auf der Flucht, erleben den eigenen Tod oder den naher Angehöriger, rutschen auf Glatteis aus, sind gelähmt.

Allgemein befinden sie sich in beängstigenden und gefährlichen Situationen - auf dem Höhepunkt des gefährlichen Ereignisses erfolgt meist panikartiges Aufwachen.

Während im Kindesalter Jungen und Mädchen gleichermaßen von Alpträumen betroffen sind, leiden im Erwachsenenalter mehr Frauen als Männer unter Schlafstörungen. Jeder fünfte Deutsche leidet mehrmals im Jahr unter Alpträumen.

Auf Dauer belasten Alpträume die Gesundheit, behandelt man diese nicht, brennen sie sich häufig wie ein Skript ins Gedächtnis ein und kehren immer wieder zurück. Alpträume stellen oft leidvolle Versuche der Seele dar, schwierige Situationen oder Probleme zu lösen. Die meisten Betroffenen leiden still, jahre- oder gar jahrzehntelang, sie verdrängen häufig die Alpträume, bis sie sich eines Tages der Herausforderung stellen und das Problem angehen.

Zur Behandlung von Alpträumen gibt es verschiedene Möglichkeiten

Dreistufige Methode

- Aufschreiben der Alpträume
- Überlegung, was den Traum weniger angstauslösend machen könnte
- Training

Es geht bei dieser Methode darum, selbst aktiv zu werden und dem Gefühl der Hilflosigkeit entgegenzuwirken.

Träumt man z. B. regelmäßig von einer Verfolgung, so gestaltet man den Traum dadurch weniger angstauslösend, indem man sich überlegt, dass der Verfolger zur Rede gestellt wird. Handeln die Alpträume dagegen bspw. von Flugzeugabstürzen, so variiert man den Traum, indem man diesen mit einer sicheren Landung enden lässt.

Im dritten Schritt übt der Alptraumgeplagte die erlernte Strategie 5-10 Minuten täglich über mehrere Wochen.

Erlernen der dreistufigen Methode mittels der kognitiven Verhaltenstherapie

Mittels der kognitiven Verhaltenstherapie kann das dreistufige Prinzip auch mit einem Therapeuten erlernt und trainiert werden. Hier zeigen sich besonders schnell Erfolge, oft bereits nach zwei Wochen. Ziel ist es, einem negativ erlebten Traum im Geiste eine neue Wendung zum Guten zu geben – so stellt der Traum in seiner abgemilderten Form nach und nach keine Belastung mehr dar.

Luzides Träumen

Eine weitere Möglichkeit, Alpträumen an den Kragen zu gehen, ist sogenanntes luzides oder Klarträumen. Durch kontinuierliches Training weiß der Träumende hier schon während des Traums, dass er träumt.

Was zeichnet einen gesunden Schlaf aus?

Viele Menschen glauben irrtümlich, dass es einen guten und gesunden Schlaf ausmacht, abends sofort einzuschlafen und dann ununterbrochen tief und fest bis zum nächsten Morgen zu schlafen.

Vielmehr ist es aber so, dass der Nachtschlaf aus verschiedenen Schlafphasen besteht, die unterschiedlich tief und fest sind. Zunächst ist der Schlaf direkt nach dem Einschlafen relativ leicht, allmählich gelangen wir in einen immer tieferen Schlaf, bis wir uns schließlich im Tiefschlaf befinden.

Danach treffen wir in eine gänzlich andere Schlafphase ein, die sogenannte REM-Schlafphase. REM ist die englische Abkürzung für Rapid eye movement, da die Schlafphase durch schnelles Hin- und Herbewegen der Augen gekennzeichnet ist. Außerdem ist die REM-Phase die hauptsächliche Traumphase – leichte Träume erleben wir auch in den anderen Schlafphasen, wohingegen die Traumphasen während des REM-Schlafs besonders intensiv und lang sind. Weiter sind Gehirn, Herz und Lunge während des REM-Schlafs so aktiv wie im Wachzustand, während die Muskulatur völlig erschlafft ist.

Der REM-Schlaf (auch paradoxer Schlaf genannt) macht etwa 20-25 % des Gesamtschlafs aus, in dieser Schlafphase werden Lernprozesse verfestigt, außerdem findet hier die Stressbewältigung statt.

Die Schlafphase neben dem REM-Schlaf wird als NREM-Schlaf (Non rapid eye movement-Schlaf) oder auch als orthodoxer Schlaf bezeichnet.

Den NREM-Schlaf kann man wiederum in die verschiedenen Phasen N1, N2 und N3 unterteilen – wobei N1 den Übergang vom Wachzustand in den Schlaf bezeichnet, N2 bezeichnet dagegen den stabilen Schlaf und N3 den tiefen Schlaf. Im NREM-Schlaf sinkt die Körpertemperatur und der Blutdruck fällt ab.

Aus der Traumphase des ersten REM-Schlafs geraten wir erneut in die Phase des leichten Schlafs, gleiten dann langsam wieder hinab zum Tiefschlaf und von dort wieder zum Traumschlaf.

Eine solche Abfolge von leichtem Schlaf, tiefem Schlaf und Traumschlaf bezeichnet man auch als Schlafzyklus. Pro Nacht durchleben wir vier bis sechs Schlafzyklen, wobei ein einzelner Schlafzyklus 70 bis 110 Minuten andauert.

Ab dem dritten Schlafzyklus wird die Phase des Tiefschlafs immer geringer, während die Traumphase zunimmt.

Aus diesem Grund ist auch der Schlaf in der ersten Hälfte der Nacht am wertvollsten, da dann die Tiefschlafphasen am längsten sind – und es ist der Tiefschlaf, der für eine ausreichende Erholung und Regeneration unseres Körpers verantwortlich ist.

Gegen Morgen hingegen setzt sich ein Schlafzyklus fast nur noch aus leichtem Schlaf und Traumschlaf zusammen.

Wenn Sie also morgens sehr früh aufwachen, mag das zwar lästig sein, es besteht aber kein Grund zur Besorgnis, denn Ihr Körper hat sich den für ihn wichtigen Tiefschlaf und die damit einhergehende Erholung bereits geholt.

Was bringen Schlafambulanzen und Schlaflabore?

Schlafambulanzen

In Schlafambulanzen (Schlafsprechstunden) versucht man zunächst, in einem ausführlichen Gespräch mit Ihnen herauszufinden, welche Schlafstörung bei Ihnen vorliegt und was die Ursachen dafür sind.

Weiter werden Sie zu Beginn und Verlauf Ihrer Beschwerden befragt, ferner, ob es bisher Therapieversuche gab und welcher Art diese waren.

Für den Therapeuten ist es auch wichtig, zu wissen, wie im Regelfall der Schlaf abläuft und auch, wie typischerweise Ihr Tagesablauf aussieht.

Da meist mehrere Ursachen für die Schlafstörung zusammenkommen (z. B. Grübeln, zu wenig Bewegung und zu viel Kaffee) und weiter oft auch eine Kombination verschiedener Schlafstörungen vorliegt (z. B. Einschlafstörungen und Alpträume, oder Durchschlafstörungen und zu frühes Erwachen am Morgen), werden in der Regel mehrere Gesprächstermine vereinbart.

Um den Ursachen der Schlafstörung auf den Grund zu gehen – die Wissenschaft kennt heute über 80 verschiedene Arten von Schlafstörungen – erhält man in der Schlafambulanz Schlafprotokolle, die man zuhause ein bis zwei Wochen in der Form eines Tagebuchs führt.

Schlafprotokolle enthalten üblicherweise Fragen zu folgenden Themen:

- Einschlafstörungen
- Durchschlafstörungen
- Schlafdauer
- Schlafqualität
- Besonderheiten im Schlaf-Wach-Rhythmus
- Lebensgewohnheiten und Schlafhygiene
- Häufiges nächtliches Aufwachen
- Nächtliche Toilettenbesuche
- Nachtschweiß
- Alpträume
- Nächtliche Bewegungen/nächtliches Sprechen
- Schnarchen
- Zähneknirschen während der Nacht
- Schmerzen, allgemein
- Rückenschmerzen
- Schmerzen oder Kribbeln in den ruhenden Beinen
- Angstzustände
- Nächtliche Kopfschmerzen oder Kopfschmerzen beim Aufwachen
- Frühmorgendliches Erwachen
- Tagesmüdigkeit
- Mangelnde Leistungsfähigkeit am Tag
- Einnicken am Tag
- Stimmung am Tag/ Stimmung beim Zubettgehen
- Fragen nach Atembeschwerden während der Nacht
- Fragen zu Gedächtnisleistung und Konzentrationsfähigkeit am Tag

Bisweilen geben Therapeuten dem Patienten ein sogenanntes Aktimeter mit nach Hause – das ist ein Gerät, das nachts wie eine Armbanduhr getragen wird und einen Sensor enthält, der die Bewegungen des Körpers aufzeichnet.

So wird ein tatsächliches Bild des Schlaf-Wach-Rhythmus geliefert – dies ist sehr hilfreich, da der Patient sein Schlafverhalten oft subjektiv beschreibt und bspw. die Wachphasen, in denen er nicht schlafen kann, überschätzt.

Bei Verdacht auf Schlafapnoe erhalten die Patienten außerdem ein Screening-Gerät mit nach Hause, das die Atmung aufzeichnet. Außerdem werden durch dieses Gerät die Sauerstoffsättigung des Blutes, der Puls, die Körperlage und Schnarchgeräusche festgehalten.

Schlaflabore

Während sich Schlafambulanzen für die Diagnosefindung von Schlafstörungen jeder Art anbieten, ist eine Untersuchung im Schlaflabor nur sinnvoll bei Verdacht auf nächtliche Atemschwierigkeiten (Schlafapnoe), weiter bei nächtlichen Bewegungsstörungen, bei Parasomnien (z. B. Schlafwandeln), bei Narkolepsie (Hypersomnie mit meist ausgeprägter Tagesschläfrigkeit) sowie bei Verdacht auf organisch bedingte Schlafstörungen (bspw. Herzrhythmusstörungen, Epilepsie).

Auch wenn die Schlafstörung trotz entsprechender Therapie länger als ein halbes Jahr besteht, sollte über einen Besuch in einem Schlaflabor nachgedacht werden.

Ein- und Durchschlafstörungen, die am weitesten verbreiteten Schlafstörungen, können jedoch ohne weiteres bereits in einer Schlafambulanz festgestellt werden.

Währenddessen werden im Schlaflabor – der Patient übernachtet dort in der Regel drei Nächte – folgende Parameter überprüft:

- Hirnströme mittels des Elektroenzephalogramms (EEG)
- Herzfrequenz (EKG)
- Atmung
- Sauerstoffsättigung des Bluts
- Beinbewegungen
- Wechsel der Körperlage
- Muskeltonus mittels des Elektromyogramms

Der Tag entscheidet, wie die Nacht wird

Ob man gut schläft oder nicht, das entscheidet sich nicht – wie man meinen könnte – beim Gang ins Bett: Denn bereits während des Tages wird besiegelt, wie die Nacht verlaufen wird.

Wer einen angenehmen Tag hat, erlebt meist auch eine traumhafte Nacht. Denn im Schlaf werden die Ereignisse des Tages verarbeitet – waren diese erfreulich, hat man meist auch eine angenehme Nacht vor sich – das Gleiche gilt aber auch umgekehrt. Denn wer tagsüber unruhig und ängstlich ist, oder vor Stress nicht mehr ein und aus weiß, wird mit diesen Gedanken und Gefühlen auch zu Bett gehen.

Deshalb liegt es an uns, Stress weitgehend zu vermeiden und auch während des Tages für entspannende Momente zu sorgen.

Hierbei spielt auch die Macht der Gedanken eine entscheidende Rolle: Viele Situationen oder Ereignisse sind nicht per se gut oder schlecht, sondern abhängig davon, wie man diese interpretiert und einordnet. Denken Sie hier etwa an das Beispiel vom halbvollen Glas.

Oder auch an den berühmten Spaziergang im Regen: Der eine genießt ausgerüstet mit einem Regencape das schmuddeligste Wetter, während der andere aus dem Schimpfen nicht rauskommt und nichts weniger möchte, als nach draußen in das feuchte Nass zu gehen. Positives Denken – und das ist jetzt die gute Nachricht nicht nur für etwaige Schwarzmaler - lässt sich jedoch erlernen - genauso wie man Vokabeln oder ein Gedicht erlernen und im Gedächtnis verankern kann.

Nicht zuletzt sind wir ja immer auch das Produkt unserer Gedanken. Gelingt es uns, positiven Gedanken mehr Raum zu geben, werden wir mit der Zeit glücklicher und zufriedener – und diese positiven Gedanken nehmen wir auch abends mit ins Bett. Folge dieser geänderten Lebensanschauung ist meist auch ein besserer Schlaf.

Die Macht der Gedanken

„Lass trübes Wasser zur Ruhe kommen, dann wird es klar werden, und lass deine schweifenden Gedanken und Wünsche zur Ruhe kommen."
(Buddha, 563-483 v. Chr.)

In diesem Kapitel lernen Sie die beeindruckende Macht der Gedanken kennen – die Gedanken manipulieren uns, aber gleichzeitig können wir diese auch nach unseren Regeln spielen lassen. Nicht umsonst heißt es, dass wir das Produkt unserer Gedanken sind. So können wir eingefahrenes Gedankengut ohne Weiteres zu unserem Vorteil und zu unserem Gunsten verändern. Gedanken haben eine ungeheure Kraft und sind omnipräsent. Wann kommt es schließlich einmal vor, dass man an überhaupt nichts denkt?

Das Gedankenkarussell ist stets in Bewegung, die Gedanken kreisen unentwegt. Gedanken, die wie Sturmwellen ewig tosen und toben, lassen uns kaum zur Ruhe kommen. Wie unglaublich entspannend und heilsam – ja, auch heilsam – kann es dagegen sein, mal an gar nichts zu denken, ruhig zu werden, den Geist zu leeren. Das kann zum Beispiel beim Versenken in eine Meditation passieren, beim Vertiefen in Yogaübungen oder auch beim konzentrierten Spiel. Die Gedanken können auch frei werden beim Gefühl des Eins-sein mit der Natur, etwa auf dem Gipfel eines Bergs oder beim Betrachten eines Sonnenuntergangs. Diese gedanken-lose Momente sind zutiefst entspannend und wohltuend.

Welche Macht dagegen gerade unangenehme Gedanken haben, weiß jeder, der nachts schon einmal vor Sorgen wach gelegen ist – sei es aus Furcht wegen einer unsicheren Zukunft, sei es aus Angst um schwer kranke Angehörige. Ohne es zu wollen, verheddern wir uns in einer endlosen Grübel-Schleife.

Negativen Gedanken können jedoch gelöscht werden und durch neue positive Glaubenssätze ersetzt werden. Statt positiv zu denken, sabotieren wir uns jedoch oft selbst und lassen negative Gedanken zu und diese sogar die Oberhand gewinnen. Wir haben jedoch die Wahl, wir können frei Entscheidungen treffen, was uns vom Tier unterscheidet. So können wir unsere Gedanken zu unserem Vorteil und Gunsten verändern.

Positiven Gedanken Raum geben

Vergegenwärtigen Sie sich nur einmal, von wie vielen negative Gedanken wir tagtäglich beherrscht werden. Hass, Neid und Eifersucht fressen viele Menschen buchstäblich auf. Es ist beeindruckend, wie Menschen sich gegenseitig unnötig das Leben schwer machen. Wir bewerten und verurteilen unsere Mitmenschen und setzen uns auch selbst unter Druck.

Verdrängen Sie negative Gedanken ganz bewusst und geben Sie diesen keinen Raum. Hören Sie ganz aufmerksam auf die innere Stimme, die an allem rummäkelt und an vielem etwas auszusetzen hat. Verscheuchen Sie diese dunklen Gedanken und Gefühle aus Ihrem Leben. Drücken Sie ganz bewusst die Stopp-Taste.

Lassen Sie positive Gefühle überwiegen: Mut, Freude, Heiterkeit. Lernen Sie, diese Gefühle zu leben und zu erleben. Denn wir sind das Produkt unserer Gedanken und schaffen mit diesen unsere eigene Wirklichkeit.

Denken Sie nur an das Beispiel vom Glas Wein: Für den einen ist es halbvoll, für den anderen halbleer - die Situation ist dieselbe, nur die Sichtweise verschieden. Denn eine Situation ist meist nicht per se gut oder schlecht, sondern wird es erst durch unsere Interpretation und Wertung. Nehmen wir andererseits einen regnerischen Tag als Beispiel: dem einen schlägt das Dauerrieseln aufs Gemüt und er wird mürrisch und ungehalten, der andere freut sich, läuft mit Regenstiefeln durch die Gegend oder delektiert sich an gemütlichen Tee- und Lesestunden in der guten Stube.

Werden Sie sich daher einmal Ihrer gesamten Gefühlspalette bewusst und überdenken Sie diese neu. Lösen Sie sich von eingefleischten Denkmustern und schaffen Sie neue, positive Gedanken.

Im Hier und Jetzt leben

Gerade wir Europäer neigen dazu, mit unseren Gedanken ständig in die Zukunft oder in die Vergangenheit abzuschweifen - und bewegen uns dabei viel zu selten im Hier und Jetzt. Entweder grämen wir uns über alte Fehler und trauern verpassten Chancen nach oder aber wir blicken sorgenvoll und voller Fragen in eine ungewisse Zukunft.

Wenn wir uns aber tatsächlich nur auf den Augenblick konzentrieren würden - um wie viel glücklicher und zufriedener könnten wir sein, ohne Groll wegen vergangener Fehler und ohne Sorgen wegen der Zukunft.

Gibt es etwas, was Sie in just in diesem Moment ärgert oder ängstigt? Wenn Sie ehrlich sind, müssten Sie diese Frage meist verneinen. Und wie glücklich könnten Sie mit Goethes Faust zum Augenblicke sagen: „Verweile doch! Du bist so schön." Denn das Glück liegt oft einzig und allein im Augenblick. Lernen Sie den Augenblick mit all seiner Gewalt und Macht zu ergreifen - in all seinem Glück und auch in all seinem Schmerz. Denn sowohl das Glück als auch der Schmerz eines Augenblicks, beides sind unwiederbringliche Momente.

Folgende Geschichte möchte ich Ihnen in diesem Zusammenhang nicht vorenthalten: Ein weiser Mann wurde einmal nach dem Weg zum Glück gefragt, worauf seine Antwort lautete: „Wenn ich stehe, dann stehe ich, wenn ich gehe, dann gehe ich, wenn ich sitze, dann sitze ich, wenn ich esse, dann esse ich, wenn ich liebe, dann liebe ich...". Dann fielen ihm die Fragesteller ins Wort und sagten: „Das tun wir auch, aber was machst Du darüber hinaus?"

Er sagte wiederum: „Wenn ich stehe, dann stehe ich, wenn ich gehe, gehe ich, wenn ich..." Wieder sagten die Leute: „Aber das tun wir doch auch!"

Er aber sagte zu ihnen: „Nein - wenn ihr sitzt, steht ihr schon, wenn ihr steht, dann lauft ihr schon, wenn ihr lauft, dann seid ihr schon am Ziel."

Lernen wir also, den Dingen, die wir gerade tun, mehr Aufmerksamkeit zu schenken - und legen die Zeitung beim Frühstück beiseite, schalten den Fernseher beim Gespräch ab und lassen bei der Arbeit unsere Augen von der Uhr - dann können wir wie Tina Turner in einem ihrer Songs sagen: „The future is this moment and not some place outside."

Und uns wird klar, was der Theologe und Philosoph Meister Eckhart schon im späten Mittelalter erkannte: „Immer ist die wichtigste Stunde die gegenwärtige. Immer ist der wichtigste Mensch der, dem du gerade gegenüber stehst. Immer ist die wichtigste Tat die Liebe."

Beherzigten wir stets diesen weisen Spruch - wie viel mehr Achtung würden wir dem Augenblick und unseren Mitmenschen entgegenbringen - schenkten wir diesen mehr Beachtung und Aufmerksamkeit, ohne mit unseren Gedanken schon wieder ganz wo anders zu sein.

Achtsam sein

Achtsamkeitstraining hat das Ziel, die gegenwärtigen Gedanken, Gefühle und Körperempfindungen frei von jeglicher Wertung zu beobachten und anzunehmen, unabhängig davon, ob diese im Moment als angenehm oder belastend empfunden werden. Betrachten wir unsere Empfindungen auf diese Weise sozusagen wie ein Außenstehender, können Ängste, Grübeleien, Ärger und andere negative Gedanken als weniger bedrohlich wahrgenommen werden.

Achtsam sein, bedeutet, alle Vorgänge um uns herum mit ungeteilter, entspannter Aufmerksamkeit zu beobachten und alle Einzelheiten unserer Umgebung in uns aufzunehmen. Wir verlieren uns dabei nicht in Gedanken, sondern sind konzentriert und sind uns dessen gewahr, was Bewusstsein ist. Dem jeweiligen Moment wird zweckfrei begegnet – Achtsamkeit bedeutet auch, sich durch nichts ablenken zu lassen, denn der abgelenkte Geist ist ein gestresster Geist. Achtsamkeit kann man üben, indem man sich ganz auf den Augenblick und auf das Hier und Jetzt konzentriert und sich ganz auf sich selbst besinnt, während man sich auf ganz einfache Dinge fokussiert - etwa auf das Atmen. Lernt man, achtsam zu sein, verändert sich das Denken wohltuend. Negative Gedanken verlieren an Macht, und zum Vorschein kommen immer mehr die kleinen Freuden des Lebens und das Glück des Augenblicks. Man wird gelassener, belastende Situationen werden als weniger stressig empfunden. Zugleich gewinnen wir mehr Verständnis und Klarheit für unsere gewohnheitsmäßigen Gedanken, Gefühle und Reaktionen.

Nehmen Sie wahr, wie Sie sich fühlen und widmen Sie allem Ihre gesamte Aufmerksamkeit. Die Intensität des erlebten Augenblicks wird Ihr Leben reicher und zufriedener machen - von Tag zu Tag.

Werden Sie sich Ihrer Gefühle bewusst!

Sind Sie morgens beim Gang zur Arbeit stets missgelaunt? Und die Partnerschaft verursacht nur noch Probleme?

Gehen Sie den Ursachen Ihrer Gefühle auf den Grund und lassen Sie Gefühle zu. Kann es sein, dass der Job im Büro Ihnen keine Freude mehr macht? Und Sie vielleicht in der Partnerschaft unglücklich sind? Erforschen Sie Ihre Ängste und negativen Gefühle und lernen Sie, daraus die Konsequenzen zu ziehen.

Seien Sie selbstbewusst

Gehen Sie mit aufrechtem und stolzem Gang durchs Leben. Werden Sie sich Ihrer Stärken bewusst und setzen diese gezielt ein. Lassen Sie sich nicht von der miesen Laune anderer ins Bockshorn jagen, sondern glauben Sie an sich und Ihre Stärken.

Verzeihen lernen

Lernen Sie, zu verzeihen und lassen Sie nicht Gefühlen wie Rache und Hass die Oberhand gewinnen. Wer verzeiht, wird frei sein im Herzen, und muss nicht Altem und Abgelegtem nachhängen.

Wer dagegen hasst, nicht verzeihen kann und alten Anfeindungen nachhängt, grämt sich unnötig und kann seelische Probleme wie Depressionen entwickeln. Wie viel Weisheit steckt dagegn in unserem täglichen Gebet, im Vaterunser, wo es so trostreich heißt: „Und vergib uns unsere Schuld, wie auch wir vergeben unseren Schuldigern."

Abschalten können

Wälzen Sie nach Feierabend noch Akten? Grübeln Sie am sich neigenden Tag noch über ungelöste Probleme? Nehmen Sie Ihre Sorgen mit ins Bett? Lassen Sie die Arbeit mit Schließen der Bürotür hinter sich, Klappe runter. Vergessen Sie den täglichen Ärger am Arbeitsplatz. Und verabschieden Sie sich beim Gang ins Bett von den Sorgen und Nöten des vergangenen Tags. Lassen Sie Arbeit Arbeit sein und Büro Büro. Lernen Sie ganz bewusst Abschalten. Denken Sie daran: Ein jeder Tag sorgt für sich selbst.

Leichter geht's mit Humor

Oft nehmen wir das Leben viel schwerer, als es eigentlich sein müsste. Mit einer gehörigen Portion Humor wäre vieles erheblich leichter. Lachen Sie jeden Tag bewusst, auch über sich selbst. Formen Sie Ihre Lippen zu einem Lächeln, schon steigt die Stimmung. Nicht ein lautes Grinsen, sondern ein stilles, inneres Lächeln - Sie werden spüren, wie wohltuend, entspannend und erleichternd es wirkt. Schenken Sie auch Ihren Mitmenschen ein Lächeln - Sie werden ein Lächeln und Freundlichkeit zurück erhalten. Denn Lächeln wirkt ansteckend und öffnet die Herzen Ihrer Mitmenschen. Lassen Sie sich nicht von der Bürde Ihrer Probleme beugen und ducken. Bedenken Sie, dass jeder Mensch sein Kreuz zu tragen hat. Jedes Leben besteht aus Höhen und Tiefen. Und nach dem Regen kommt stets wieder Sonne. Sorgen Sie sich nicht, leben Sie.

Auch mal fünf gerade sein lassen

Noch ein Geschäftstermin und noch ein wichtiger Anruf? Das hat auch Zeit bis morgen - lassen Sie auch mal fünf gerade sein. Zwingen Sie sich zu nichts. Von der lässigen Lebenseinstellung der Südländer können wir noch viel lernen. Also öfter mal „laisser faire".

„Was Du heute kannst besorgen, das verschiebe gerne auf morgen", ist eine manchmal angebrachte Umformung des bekannten Stichworts.

Entspannungstechniken

In einer Zeit, die immer mehr von Stress und Hektik geprägt ist, ist es wichtig, verschiedene Entspannungstechniken zu erlernen bzw. sich mittels Massagen oder Musik passiv in einen Zustand der Entspannung versetzen zu lassen. Entspannen bedeutet, loslassen, sich bspw. den wohltuenden Händen des Masseurs hinzugeben, in einer Meditation zu versinken oder auch durch Autogenes Training eine Umschaltung im Gehirn hin zur Entspannung zur erreichen.

Durch die verschiedenen Entspannungstechniken werden Blockaden und Verspannungen im Körper gelöst. Körper, Geist und Seele werden harmonisiert und beruhigt und können so wieder eine starke Einheit bilden. Angst, Stress und Unruhe werden abgebaut, das Nervensystem wird gestärkt – und im entspannten Zustand kann der Körper auch nachts leichter zur Ruhe kommen.

Betreibt man regelmäßig Entspannungsübungen, gehören Schlafstörungen bald der Vergangenheit an.

Massagen – Wohltat in hektischen Zeiten

Massagen dienen nicht nur der Behandlung von Rückenleiden oder von Verspannungen im Nacken- und Schulterbereich - sie können vielmehr positiv auf den gesamten Organismus wirken und eine Wohltat für Körper, Geist und Seele darstellen.

Berührungen und Streicheleinheiten, insbesondere von „magischen" und glücksbringenden Händen, bauen jede Form von Stress ab und sorgen für tiefe Entspannung.

Massagen gehören zu den ältesten Heilmitteln der Menschheit und haben ihren Ursprung wahrscheinlich im Osten Afrikas und in Asien. Bei den streichenden Bewegungen wird die Widerstandskraft des Körpers gestärkt, die gesamte Muskulatur entspannt, Schmerz gelindert und die Psyche beruhigt. Angst und Stress werden über die Beeinflussung des gesamten vegetativen Nervensystems aufgelöst.

Allgemeines zu Massagen

Massagen dienen dem Abtransport von Schadstoffen, Toxinen und tief sitzenden Schlacken aus den Organen sowie den Gewebestrukturen des Körpers – aber auch zum Ausleiten von seelischen Belastungen und negativen Erinnerungen. Sie wirken weiter harmonisierend und ausgleichend auf den gesamten Körper. Die Durchblutung wird angeregt, das Verdauungsfeuer stimuliert, die Muskulatur entspannt. Alle Organe und Gewebestrukturen werden verjüngt und regeneriert. Massagen folgen optimalerweise nicht nur einer Technik von bestimmten Handgriffen, um äußere Verhärtungen und Schmerzen zu lindern. Idealerweise wird der Körper auch von inneren Verspannungen befreit. Es erfolgt eine positive Wirkung auf Körper, Geist und Seele. Der Kopf wird wieder frei, Konzentration und Gedächtnisleistung steigen.

Das Immunsystem wird gestärkt, die Massage wirkt verjüngend, befreiend, reinigend und ausgleichend auf Körper und Psyche. Diese intensiven Effekte betreffen nicht nur den Körper, sondern den Menschen in seiner Gesamtheit. Bei geistiger und körperlicher Arbeit werden Stress und Disharmonien ausgeglichen. Durch eine liebevoll ausgeführte Massage wird die ganze Kraft der Berührung für den Massierenden spürbar, durch die Berührung können Glückshormone wie bspw. Serotonin freigesetzt werden.

Negative Gedankenmuster können aufgelöst werden, da Massagen in die tiefen Ebenen des Energiekörpers und der Seele durchdringen können. Codierungen im Körper können aufgerufen und geweckt werden und auf diese Weise Fehlprogrammierungen aufgebrochen werden. Abträgliche Erinnerungen können aus dem Körper geschleust werden. Durch heilsame Massagetechniken kann dem Leben eine ganz neue Richtung gegeben werden.

Eine einfühlsame Massage kann bewirken, dass die Kraft im Körper des Klienten wieder frei fließt - die Wahrnehmung wird intensiviert und sensibilisiert, eingefahrene Muster können losgelassen und schmerzliche Erfahrungen verarbeitet werden. So kann die Selbstheilung von Körper und Seele eingeläutet werden. Da die Massage in den ganzen Körper ausströmt, wird ein Zustand der tiefen Harmonie und Balance erreicht. Besonders Ängste, Anspannungen, Erschöpfungszustände, Schlafstörungen und Stresssymptome können gelindert oder aufgehoben werden.

Die kreisenden und streichenden Bewegungen harmonisieren die Sinnesorgane und sorgen für wohlige Entspannung.

Auch Kopfschmerzen und Druck in den Stirnhöhlen können positiv beeinflusst werden. Chronischer Schnupfen und Nasennebenhöhlenentzündungen können beseitigt werden. Die Durchblutung des ganzen Körpers wird angeregt, die Fettverbrennung stimuliert. Durch die Aktivierung des Stoffwechsels wird Körperfett reduziert, der Körper wird außerdem weicher und elastischer.

Chinesische Massagen

Die chinesische Massagetherapie - auch Tuina genannt - hat eine ebenso lange Geschichte wie die traditionelle chinesische Medizin. Im Gegensatz zu westlichen Massagetechniken, die vor allem der Behandlung von Erkrankungen des Bewegungsapparates dienen, werden durch die Tuina-Massagen Störungen des gesamten Organismus geheilt.

Auf Grundlage des Meridian- und Akupunktursystems wird an den Akupunkturpunkten oder entlang der Meridiane behandelt. Je nach Krankheit werden an den Punkten Reize verschiedener Qualität gesetzt - das kann ein leichtes Drücken, Kneten, Kneifen, Zwicken oder Klopfen sein.

Shiatsu

Unter Shiatsu versteht man die japanische Variante der Akupunktur. Es werden dieselben Punkte am Körper behandelt wie bei der Akupunktur. Allerdings werden keine Nadeln verwendet, sondern diese Methode ist eine reine Druckpunktmassage.

Alle Krankheiten verstehen sich nach dieser Philosophie als eine Blockade im Fluss der Lebensenergie. Durch eine Shiatsu-Massage soll durch Druck auf die entsprechenden Meridian-Punkte der Energiefluss angeregt und somit die Krankheitsursache behoben werden.

Indische Massagen

Arkaya Deepa

Arkaya Deepa ist eine uralte indische Ölmassage, die alle Lebensgeister weckt. Bei dieser wohltuenden Massage wird der Körper entschlackt und gereinigt und in einen Zustand der tiefen Entspannung versetzt. Über verschiedene Akupressurpunkte werden Verspannungen und Blockaden im ganzen Körper gelöst.

Abhyanga

Auch diese ayurvedische Ölmassage, die in sieben Positionen erfolgt, ist eine Wohltat für Körper und Seele. Die Massage dient der Harmonisierung aller Körperenergie und unterstützt die Entschlackung des Gewebes.

Progressive Muskelentspannung - Abbau von Stress und Anspannung nach Jacobsen

Stehen wir unter Stress und Anspannung, so ist meist auch die Muskulatur unbewusst angespannt. Seelische Belastungen führen zu körperlichen Verspannungen, die z. B. mit Rücken- und Nackenschmerzen oder Kopfschmerzen einhergehen. Bei seelischen Problemen können sich auch Magen und Darm verkrampfen, was zu entsprechenden gesundheitlichen Problemen im Magen-Darm-Bereich führen kann. Umgekehrt kann eine entspannte Muskulatur auch zu mehr Ruhe und Gelassenheit verhelfen. Diese Tatsache – die wechselseitige Beziehung zwischen Anspannung von Körper und Seele – macht sich die Progressive Muskelentspannung zunutze.

Die Progressive Muskelentspannung wurde bereits im Jahre 1938 von dem amerikanischen Psychologen Edmund Jacobsen entwickelt, in den 60er Jahren des vorherigen Jahrhunderts kam diese Entspannungstechnik auch nach Deutschland. Sie ist eine der bekanntesten Methoden zur Verminderung und Prävention von Stress und Anspannungen, außerdem wird Stress nicht nur abgebaut, sondern das Gehirn wird auch sensibilisiert und kann so neu auftretenden Stress schneller erkennen und vermeiden.

Die Palette der Einsatzgebiete ist lang und reicht von Schlafstörungen, Angst, Lampenfieber, Stress, innerer Anspannung, Unruhezuständen und Nervosität bis hin zu Spannungskopfschmerzen, Migräne und Tinnitus sowie Konzentrationsstörungen und Bluthochdruck.

Die Progressive Muskelentspannung ist kinderleicht zu erlernen, überall einsetzbar und wirkt meist schon nach der ersten Anwendung positiv.

Das Prinzip ist denkbar einfach, es beruht auf der Wechselbeziehung von psychischer und muskulärer Anspannung. Denn sind wir psychisch angespannt, sind auch der gesamte Körper und somit auch die Muskeln angespannt. Im Umkehrschluss führt eine aktive Entspannung der Muskeln gleichzeitig zu einer Entspannung der Psyche, was wiederum eine zunehmende Muskelentspannung zur Folge hat – ein positiver Kreislauf der Entspannung ist entstanden.

Je mehr die Muskeln entspannt werden, desto ruhiger und entspannter wird auch die Psyche.

Die Durchführung der Progressiven Muskelentspannung ist einfach und ohne großen Aufwand durchzuführen: Alles, was Sie dazu brauchen, ist die Bereitschaft zur Ruhe und Entspannung.

Setzen oder legen Sie sich bequem und entspannt hin. Alsdann werden verschiedene Muskelpartien vom Kopf bis zum Fuß gezielt nacheinander angespannt und nach kurzer Zeit wieder losgelassen. Die Anspannung dauert etwa fünf bis zehn Sekunden, die Entspannung sollte mindestens doppelt so lange dauern.

Man beginnt üblicherweise mit den Händen, geht dann zu den Armen über, anschließend zum Nacken, zum Gesicht und zum Rücken bis hin zu den Beinen und den Füßen. Durch den Kontrast von Muskelanspannung und -entspannung nimmt man die eintretende Entspannung wesentlich intensiver wahr als ohne vorherige Anspannung.

Im Laufe der Übung werden alle Körperteile angespannt und dann wieder losgelassen, der Text für den rechten Arm lautet etwa: Spannen Sie Ihren rechten Arm an. Fühlen Sie die Anspannung? Halten Sie die Spannung, dann entspannen Sie den rechten Arm. Spüren Sie, wie sich der Arm wieder entspannt, mehr und mehr?

Am Ende der Gesamtübung nehmen Sie die Entspannung zurück. Räkeln und strecken Sie sich, atmen Sie tief ein und aus. Nach dem Üben werden Sie sich ganz wach und frisch fühlen.

Die Progressive Muskelentspannung ist ohne weiteres im Selbststudium in Form einer geführten Audio-CD oder auch in einem Kurs erlernbar. Ideal ist auch, dass die Methode ohne weitere Hilfsmittel jederzeit und an jedem Ort einsetzbar ist.

Yoga

Yoga gilt als eine der effektivsten Entspannungsmethoden überhaupt. Langsam und konzentriert ausgeführte Bewegungen sowie eine bewusste Atmung wirken beruhigend auf das zentrale Nervensystem und tragen zu Ausgeglichenheit und Gelassenheit bei.

Yoga ist eine aus Indien stammende uralte philosophische Lehre, die eine Reihe geistiger und körperlicher Übungen (z. B. Asanas, Meditation, Askese) umfasst.

Das Wort Yoga stammt aus dem Sanskrit, der alten Sprache Indiens, und bedeutet „anschirren" oder „anspannen" (von Zugtieren), was später zur Vereinigung und Integration eben der Zugtiere führen soll. Der ursprüngliche Begriff wurde von den Zugtieren auf den Menschen übertragen, im Sinne von Anspannen des Körpers an die Seele zur Sammlung und Konzentration. Yoga „schirrt" Körper, Atem und Geist an, so dass sie ein Gespann bilden - miteinander verbunden im übertragenen Sinn.

Entsprechend geht man in der indischen Lehre davon aus, dass wir unsere Gesundheit nur bewahren können, wenn wir eben diese Verbindung von Körper, Atem und Geist fördern - und genau auf diese Vereinigung zielen nahezu alle Yoga-Übungen ab.

Welcher Weg zur Verwirklichung dieser Ziele eingeschlagen wird - darin unterscheiden sich die verschiedenen Richtungen des Yoga erheblich voneinander. Während Yoga in seiner ursprünglichen Form eine spirituelle Wegbeschreibung ist, deren höchstes Ziel die Erlangung der Erkenntnis des Seins ist, praktiziert man in Westeuropa und Nordamerika oft nur die körperlichen Übungen, die Asanas, losgelöst von religiösen Aspekten. Andere Yoga-Formen hingegen heben mehr den meditativen Charakter hervor, oder aber Elemente wie die Askese.

Daneben sollten Atemtechniken stets fester Bestandteil der Yoga-Übungen sein. Beim Einatmen strömt die Energie in den Körper, beim Ausatmen werden Anspannungen gelöst.

Zum bewussten Atmen kommen die Asanas (Körperhaltungen) hinzu, wobei es eine auffallend große Auswahl an Asanas gibt, hinzukommen noch Variationen dieser Asanas sowie Vorübungen. Viele der Asanas imitieren Tiere, wie z. B. die Übungen Kamel, Kobra, Fisch, Skorpion, Hahn und Hund. Daneben gibt es natürlich auch andere Asanas wie den Pflug, den Bogen, den Helden oder den Baum. Gedehnt wird bei den einzelnen Asanas stets sanft und nur so weit, wie es der Körper schmerzfrei zulässt.

Der auch hierzulande immer weiter wachsenden Beliebtheit des Yoga sollten auch Sie sich nicht entziehen und die Vorteile des Yoga für Ihre Gesundheit schätzen lernen.

Denn Yoga ist ein ganzheitlicher Weg zu körperlicher und seelischer Gesundheit. So kann Yoga zu einer Linderung bei verschiedensten Krankheitsbildern führen, insbesondere bei Schlafstörungen, bei psychischen Beschwerden wie Angstzuständen und Depressionen, bei Herz-Kreislauf-Erkrankungen und Durchblutungsstörungen sowie bei Kopfschmerzen und Rückenschmerzen.

Bei den einzelnen Übungen werden Kraft, Beweglichkeit, Koordination und Muskelausdauer trainiert. Durch die Aktivierung der Muskeln, Sehnen, Bänder sowie Blut- und Lymphgefäße kommt es zu einer verbesserten Durchblutung. Die Rückenmuskulatur wird gekräftigt, was wiederum zu einer besseren Körperhaltung führen kann.

Zudem besitzt Yoga eine stark beruhigende und ausgleichende Wirkung – auf diese Weise können Schlafstörungen, innere Anspannung, Angst und den Folgeerscheinungen von Stress entgegenwirkt werden. Insbesondere dienen auch Atemübungen und Meditation dazu, zur inneren Einkehr zu gelangen.

Wenn Sie sich dazu entschließen sollten, Yoga zu praktizieren, sollten Sie dies keineswegs alleine zu Hause im stillen Kämmerchen tun und Yoga nur nach Büchern erlernen. Denn Yoga ist nichts für Autodidakten - wenn man die oft komplizierten Übungen nicht richtig ausführt, ist die Gefahr einer Verletzung und von Überlastung zu groß.

Daher sollten Sie Yoga nur unter Anleitung eines qualifizierten Lehrers erlernen. Möglich ist dies an Yoga-Schulen, in Fitness-Studios oder auch an Volkshochschulen.

Yoga-Stile gibt es viele, streng genommen sind aber alle aus dem Hatha-Yoga entwickelt. Hatha-Yoga ist die im Westen am häufigsten praktizierte Yoga-Form und wenn man allgemein von Yoga spricht, ist meist Hatha-Yoga gemeint.

Die einzelnen Übungen werden aneinandergereiht, und dann als harmonischer Übergang absolviert, ein Beispiel hierfür ist der Sonnengruß (Surya Namaskar).

Der Atmung kommt hierbei besondere Bedeutung zu, nur das Zusammenspiel von richtiger Atemtechnik und entsprechender Bewegungsfolge führt zum Erfolg.

Andere beliebte Yoga-Stile neben Hatha-Yoga sind z. B. Kundalini-Yoga, Kriya-Yoga und Bikram-Yoga.

Ideal zur Entspannung und zur Förderung eines gesunden Schlafs ist v.a. Hatha-Yoga. Durch spezielle Übungen (z. B. durch die Totenhaltung, auch Savasana genannt) wird der Körper beruhigt und in einen entspannten und ausgeglichenen Zustand gebracht.

Tai Chi

Tai Chi oder chinesisches Schattenboxen ist ursprünglich eine im Kaiserreich China entwickelte innere Kampfkunst. In jüngerer Zeit tritt der Kampfkunstaspekt zurück und Tai-Chi entwickelt sich immer mehr zum Volkssport, der auch der Persönlichkeitsentwicklung und Meditation dient. Durch die weichen und fließenden Bewegungen wird der Körper in eine tiefe Entspannung versetzt, innere Ruhe und Gleichmut werden gefördert.

Qi Gong - Übung für die Lebensenergie

Qi Gong ist eine uralte chinesische Entspannungsmethode, die hilft, Stress abzubauen, außerdem wird neue Lebensfreude geweckt und Gelassenheit gefördert. Langsame, meditative und fließende Bewegungen können Blockaden und Verspannungen lösen sowie Atmung und Bewegung koordinieren.

Qi Gong, in geläufiger deutscher Schreibweise auch Chigong, ist eine chinesische Meditations-, Konzentrations- und Bewegungsform zur Kultivierung von Körper und Geist. Zur Praxis gehören Atem-, Körper- und Bewegungsübungen, sowie Konzentrationsübungen.

Qi Gong ist ein relativ junger Begriff, auch wenn es sich meist um jahrtausendealte Übungen handelt, die bereits zur alten chinesischen Kultur gehörten. Qi Gong bedeutet wörtlich „Energiearbeit" und bezeichnet Übungen, die das „Qi", also die Lebenskraft, kultivieren sollen. Hierbei heißt „Qi" „Energie" und das chinesische Schriftzeichen „Gong" bedeutet „Arbeit" oder je nach Zusammenhang auch „Übung" oder „Aufgabe".

Die jeweiligen Übungen dienen der Anreicherung und Harmonisierung des Qi, wobei Qi (ausgesprochen „tchi") in der chinesischen Philosophie und Medizin sowohl für die bewegende als auch für die vitale Kraft des Körpers, aber auch der gesamten Welt steht. Die Praxis des Qi Gong soll die Lebensenergie stärken, das Leben verlängern und zu einer gesunden geistigen Verfassung verhelfen. Durch die einzelnen Übungen wird die Energie genährt und zusätzlich aus der Umwelt aufgenommen - Der Energiefluss wird mit Qi Gong-Übungen gestärkt, somit verbessert sich auch das körperliche, seelische und geistige Wohlbefinden.

Qi Gong umfasst ein Sammelsurium unterschiedlicher Übungen, von Dehn-Übungen bis hin zu Atem- und Laufübungen und vielem mehr.

Die drei häufigsten Qi Gong Systeme sind die acht Brokat-Übungen, das Spiel der fünf Tiere und die sechs heilenden Laute. Die acht Brokat-Übungen sind die bekanntesten chinesischen Übungen des Qi Gong, sie sind sehr einfach zu erlernen und werden meist auch an Qi Gong-Schulen gelehrt. Die Übungen stärken die Widerstandskraft des Körpers sowie Atmung und Geist. Die Gelenke werden hierbei geschont, Muskel und Sehnen werden sanft gedehnt.

Beim Spiel der fünf Tiere werden die Bewegungen und Eigenheiten von Hirsch, Affe, Bär, Kranich und Tiger nachgeahmt. Für jedes Tier gibt es mehrere Übungen, die den Organ-Energiefluss unterstützen und nähren, wobei Instinkt und Kraft der jeweiligen Tiere aufgenommen werden.

Durch die sechs heilenden Laute wiederum soll der Körper zu einer Art innerlicher Vibration angeregt werden, auf diese Weise sollen Körperregionen, die durch Stimulation von außen ansonsten nicht erreichbar sind, angeregt werden.

Autogenes Training

Autogenes Training ist eine Art Selbsthypnose, die durch Autosuggestion zur Entspannung und zum Lösen von inneren Blockaden führt. Verschiedene Übungen bauen hierbei aufeinander auf, nach der Phase der allgemeinen Beruhigung konzentrieren sich die Gedanken auf das Erleben verschiedener Eindrücke, z. B. von Schwere und Wärme, auf die Atmung, den Puls usw.

Autogenes Training ist ein auf Autosuggestion (Selbstbeeinflussung) basierendes, didaktisch klar gegliedertes Verfahren zur Selbstentspannung. Es ist eine weit verbreitete und anerkannte Methode, um Stress und psychosomatische Störungen zu behandeln.

Das Autogene Training wurde von dem Berliner Arzt Johannes Heinrich Schultz (1884-1970) entwickelt, dessen Lebensleistung freilich durch seine Rolle während der NS-Zeit verdunkelt ist.

Autogenes Training kann in einer Gruppe oder in Einzelkursen unter Anleitung eines Psychologen oder Arztes innerhalb einiger Wochen erlernt werden. Es kann auch im Selbststudium erlernt werden, wovon aber mitunter abgeraten wird, um keine Fehlprogrammierungen auszulösen. Zum Zwecke des Selbststudiums gibt es nichtsdestotrotz viele Bücher, die häufig zusätzlich mit einer CD ausgestattet sind.

Vorrangiges Ziel des Autogenen Trainings ist es, einen Zustand des Wohlbefindens, der Harmonie, der Ausgeglichenheit und Entspannung zu herbeizuführen. Dies erreicht man bspw. durch Sätze wie „Gedanken kommen und gehen". Die bekannteste Formel ist jedoch „Ich bin ruhig und gelassen". Durch ständiges Üben und Repetieren dieser Formel prägt sich diese ins Unterbewusstsein ein und verselbständigt sich. Somit kann man die Formel im Alltag gerade auch in schwierigen Situationen anwenden, durch die Anwendung der Formel kehren auch in stressigen Situationen wieder Ruhe und Gelassenheit ein.

Allein die Vorstellung der Entspannung und das mentale Visualisieren führen tatsächlich zu tiefer Entspannung.

Beim autogenen Training unterscheidet man die „Unterstufe" und die „Oberstufe". Bereits innerhalb der Grundstufe lässt sich mit den Komponenten der Schwere- und der Wärmewahrnehmung nach mehrwöchigem Training eine psychovegetative Gesamtumschaltung erreichen. Zusätzliche Organübungen vertiefen die Körperwahrnehmung. Dabei wird das Ziel verfolgt, sich selbst in einen Zustand der Entspannung zu bringen.

In der Unterstufe werden besonders körperliche Vorgänge beeinflusst. Dabei versucht der Übende, sich ausschließlich auf seinen Körper zu konzentrieren. Hierbei liegt er entspannt auf dem Rücken oder befindet sich in der sogenannten Droschkenkutscherhaltung. Zu den Grundübungen gehören Schwereübungen (z. B. „mein Arm ist schwer"), Wärmeübungen, Atemübungen (z. B. „mein Atem ist ganz ruhig"), Bauchübungen, Herzübungen und Stirnübungen (z. B. „mein Kopf ist leicht").

In der Oberstufe des Autogenen Trainings kommt es zur Vorstellung von Bildern (z. B. eine Rose, eine brennende Kerze) und von selbstgewählten Situationen (z. B. eine Reise auf den Meeresgrund oder auf den Gipfel eines Bergs). Durch den entspannten Zustand kann so die Möglichkeit zur Lösung von Problemen und zur Linderung oder Heilung von Krankheiten geschaffen werden.

Angewandt werden kann Autogenes Training bei vielen Beschwerden und Erkrankungen, z. B. bei Schlafstörungen, Stress, innerer Unruhe, Muskelverspannungen, Migräne, Herz-Kreislauf-Erkrankungen und Schmerzen.

Meditation

„Der Geist muss leer sein, um klar zu sehen."

(Jiddu Krishnamurti, 1895-1986, indischer Philosoph, Autor)

Wie oft kreisen die Gedanken, die uns einfach nicht zur Ruhe kommen lassen: Unsere Gedanken werden beherrscht von Stress, Ärger und Ängsten. Und wie sehr wir uns auch bemühen, es fällt uns meist schwer, den üppigen Ballast in unserem Gehirn abzuwerfen und abzuschalten. Meditation kann dabei helfen, den Geist zu leeren und loszulassen.

Bei regelmäßigem Üben durchbrechen wir das Gedankenkarussell und können im Hier und Jetzt verweilen. Der Moment wird mit allen Sinnen intensiv wahrgenommen, der Alltag mit seinen Sorgen spielt keine Rolle mehr.

Man lernt durch Meditation, seine Gedanken zu steuern - anstatt umgekehrt. Der Geist gewinnt an Klarheit, Körper und Seele können wieder ins Gleichgewicht gebracht werden – der Mensch findet seine Mitte wieder. Ein Gefühl des inneren Friedens stellt sich ein, Körper und Seele finden Entspannung und Ruhe. Der Meditierende kann sich von (schlechten) Gewohnheiten lösen, er erkennt die Motive seines Handelns und gewinnt so an Weisheit.

Wer regelmäßig meditiert, wird bereits nach kurzer Zeit mehr Ruhe, Harmonie, Glück, Frieden und innere Kraft verspüren.

Meditation (abgeleitet von den lateinischen Wörtern „meditatio" = „Ausrichtung zur Mitte" und von „medius" = „mittlerer") beschreibt eine in vielen Religionen und Kulturen geübte spirituelle Praxis.

Hierbei soll sich der Geist durch Achtsamkeits- und Konzentrationsübungen beruhigen und sammeln. Die angestrebten Bewusstseinszustände werden oft mit Begriffen wie Stille, Leere, Eins sein, im Hier und Jetzt sein und mit frei von Gedanken beschrieben.

In östlichen Kulturen gilt das Meditieren als eine grundlegende und zentrale bewusstseinserweiternde Übung. Meditation als spirituelle Praxis ist dabei immer auch in unterschiedliche religiöse, psychologische und ethische Lehrgebäude eingebunden.

In westlichen Ländern dagegen wird die Meditation auch unabhängig von religiösen Aspekten oder spirituellen Zielen zur Unterstützung des allgemeinen Wohlbefindens, zum Stressabbau und im Rahmen der Psychotherapie praktiziert.

Es gibt eine fast unüberschaubare Vielfalt an Meditationstechniken, die sich nach ihrer jeweiligen religiösen Herkunft unterscheiden. Besonders im Hinduismus, Buddhismus und Taoismus besitzt die Meditation eine ähnliche Bedeutung wie das Gebet im Christentum.

Neben den traditionellen Meditationstechniken werden vor allem seit den 70er Jahren des 20. Jahrhunderts im Westen viele von fernöstlichen Lehren inspirierte und an westliche Bedürfnisse angepasste Meditationsformen angeboten.

Alle Meditationsarten haben das Ziel, einen vom Alltagsbewusstsein unterschiedenen Bewusstseinszustand herbeizuführen, in dem das gegenwärtige Erleben im Vordergrund steht, im Gegensatz zum gewohnten Denken fehlen Bewertungen sowie der Blick in die Vergangenheit (Erinnerung) oder in die Zukunft (Pläne, Ängste). Durch die Meditation soll ein Bewusstseinszustand erreicht werden, in dem gleichzeitig äußerste klare hellwache Achtsamkeit und tiefste Entspannung möglich sind.

Generell unterscheidet man zwei Gruppen von Meditationsarten: die passive (kontemplative) Meditation, die im stillen Sitzen praktiziert wird, und die aktive Meditation, bei der körperliche Bewegung, achtsames Handeln oder auch lautes Rezitieren zur Meditationspraxis gehören.

Im allgemeinen Sprachgebrauch wird unter Meditation meist nur die passive Form verstanden, so wie sie bspw. in Abbildungen des meditierenden Buddhas symbolisiert wird.

Zu den aktiven Meditationstechniken gehören bspw. Tantra, Yoga und die Kampfkünste.

Bei der Meditation richten Sie Ihre Aufmerksamkeit ganz gezielt auf nur ein Objekt - im Unterschied zu Handlungen im Alltag, bei denen Sie sich auf wechselnde Reize konzentrieren.

Als Objekt der Konzentration empfiehlt sich die Wahl eines Wortes, wie z. B. Om - So-Ham - Ham - diese Laute wirken gleichzeitig beruhigend. Ziel ist es, den Geist von allen anderen Gedanken zu entleeren - wenn Ihre Gedanken abschweifen, kehren Sie unverzüglich zu Ihrem gewählten Laut zurück.

Wichtig ist außerdem die Meditationshaltung, d. h. eine Körperstellung sollte eingenommen werden, in der Sie über längere Zeit bewegungslos verharren können.

Beginnen Sie Meditationen mit einer Dauer von 20 Minuten und steigern Sie sich langsam auf eine Stunde.

Entspannende Musik - Klänge für die Seele

Was kann es Schöneres geben, als sich nach einem langen und harten Arbeitstag den Klängen entspannender Musik hinzugeben?

Heilenden Klängen zu lauschen, die Körper und Geist entspannen, die inneren Frieden und Harmonie schenken. Keine störenden Umweltreize mehr wahrnehmen, Abstand vom Alltag und Nähe zum Selbst gewinnen, leer werden können - Klänge schweben durch den Raum, während man in eine Welt der Harmonie eintaucht.

Beginnen Sie den Feierabend mit einer Wellness-CD - das haben Sie sich verdient. Insbesondere Klänge aus der Natur eignen sich, Harmonie und Wohlbefinden zu verströmen, z. B. das Schweben des Windes, das Rauschen des Meeres, das Plätschern eines Baches oder das Zwitschern von Vögeln oder Gesänge von Walen.

Musikalisch vielleicht noch unterstrichen von der Panflöte, der Harfe oder von Gitarren - dies lässt uns eintauchen in unbeschwerte Träumereien und heitere Gedanken an eine schöne Landschaft oder einen sorglosen Urlaubstag.

Auch gregorianische Gesänge erleben eine regelrechte Renaissance, da diese sehr heilsam wirken und uns Loslassen, Entspannen und Eins sein ermöglichen. Kaufen Sie gleich bei Ihrem nächsten Einkaufsbummel eine CD mit den singenden Mönchen, die Melodien schweben gleichsam außerhalb von Raum und Zeit und beschwören die Ewigkeit herauf.

Die Tongirlande der Gesänge und die Kraft der ruhig fließenden Männerstimmen macht es fast unmöglich, nicht in einen herrlichen Zustand der vollkommenen Entspannung zu versinken. In einem immer stressiger werdenden Leben bietet der Chorgesang in seiner ursprünglichsten Form eine perfekte Möglichkeit zur Entspannung und ansteckende Momente des Glücks.

Entspannende Bäder

Wunderbare Entspannung und tiefgreifende Regeneration schenken warme Bäder, welche Sie sich regelmäßig gönnen sollten.

Schon während Sie ins Wasser steigen, werden Sie spüren, wie die sanfte Wärme, das Wasser und der Duft des Bades Sie wie ein wohliger Mantel umhüllen. Tauchen Sie ein ins Wasser und in die Wohltat für die Sinne, lassen Sie los und erleben Sie eine komplette Entspannung von Körper, Geist und Seele.

Verwenden Sie bevorzugt Badeöle mit reinen ätherischen Ölen als Zusatz, denn nur reine ätherische Öle haben eine heilende und harmonisierende Wirkung. Lavendel und Melisse beruhigen und entspannen, Rose und Ylang-Ylang harmonisieren und Orange, Nelke, Zimt und Vanille sorgen für eine weihnachtliche Stimmung.

Die heilende Kraft ätherischer Öle

Die heilende Kraft ätherischer Öle ist wohl eine der angenehmsten Möglichkeiten, viel für die seelische und körperliche Gesundheit zu tun.

Denn die wohltuenden Düfte ätherischer Öle können unsere Stimmung beeinflussen und sich positiv auf Seele und Körper auswirken. Diese Tatsache macht sich die Aromatherapie zunutze, bei der ätherische Öle eingesetzt werden, um bestimmte Wirkungen zu erzielen.

Ätherische Öle tragen zum seelischen und körperlichen Wohlbefinden bei und können die unterschiedlichsten Beschwerden auf sanfte und natürliche Weise lindern. Die heilende Energie und gebündelte Lebenskraft der natürlichen Stoffe sorgt für Harmonie, Ausgeglichenheit und dauerhafte Gesundheit.

Lavendelöl z. B. ist das ätherische Öl schlechthin. Mehr als jede andere Pflanze weckt die Pflanze Erinnerungen an warme Sommertage im Süden - Träume von Freiheit, Sorglosigkeit, Sonne und Urlaub kommen auf. Besonders die Provence ist berühmt für ihre weitläufigen Lavendelfelder, ja diese Landschaft ist Sinnbild für Lavendel schlechthin. Leuchtende Farben und der sinnliche Duft der bis zum Horizont reichenden Lavendelfelder sind ein Fest für alle Sinne. Wer erinnert sich außerdem nicht an „gute alte Zeiten", als die Großmutter zur Abwehr von Motten duftende Lavendelsäckchen in die blütenweiße Wäsche legte.

Lavendel (lat. Lavandula angustifolia = schmalblättriger Lavendel) gehört zur Familie der Lippenblütler (lat. Lamicaecae). Die Pflanze ist im Mittelmeergebiet heimisch, dort wird sie auch in größerem Umfang kultiviert.

Für die Wirkung des Lavendels ist das ätherische Öl verantwortlich. Zur Gewinnung des ätherischen Öls werden die Lavendelblüten verwendet. Lavendel wird von Mitte Juni bis August geerntet, das ätherische Öl wird durch Wasserdampfdestillation gewonnen.

Beim Kauf sollte man darauf achten, dass man echtes Lavendelöl (Lavandula angustifolia) erwirbt – das billigere Lavandin ist nicht für therapeutische Zwecke geeignet. Lavendelöl beseitigt oder lindert Angst, seelische Anspannung, Nervosität, und Unruhe. Gedankenkreisen und Schlafstörungen gehören zu weiteren Einsatzgebieten von Lavendel. Auch Depressionen können gelindert werden, Lavendelöl wirkt ausgleichend und entspannend. Konzentration und klare Gedanken werden gefördert.

Ferner hat Lavendel hautpflegende Eigenschaften, positive Effekte werden bei Wunden, Hautentzündungen, Abszessen, Sonnenbrand und Insektenstichen beobachtet.

Die schmerzstillende Wirkung von Lavendel macht man sich bei Kopfschmerzen, Muskelzerrungen, Verstauchungen und Rheuma zunutze. Auch eine herzstärkende Wirkung besitzt z. B. Lavendel – Beschwerden wie Bluthochdruck, Herzklopfen und Herzrasen können nachhaltig gebessert werden.

Die richtige Atmung kann wahre Wunder bewirken

Jeder von uns atmet – doch kaum jemand atmet richtig und bewusst.

Dabei kann eine ruhige, gleichmäßige Bauchatmung Nervosität, innere Unruhe, Angst und Anspannung in kürzester Zeit deutlich reduzieren. Die richtige Atmung ist also ein einfaches, aber sehr effektives Entspannungsverfahren zur Beruhigung des vegetativen Nervensystems und damit auch zur Vorbeugung und Behandlung von Schlafstörungen.

Vorteilhaft ist, dass man die Methode des richtigen Atmens ganz mühelos erlernen kann und praktisch in jeder Situation unauffällig praktizieren kann.

Gerade in stressigen Situationen wie auch generell atmen wir zu schnell und zu flach. Gerade in Zeiten von großer Belastung ist es aber wichtig, tief und langsam zu atmen – so wird der Körper mit ausreichend Sauerstoff versorgt und innere Spannungen werden gelöst.

Bei einer bewussten, tiefen Atmung wölbt sich der Bauch beim Einatmen nach vorne, beim Ausatmen entspannt sich das Zwerchfell wieder und die Bauchdecke wölbt sich nach innen, verbrauchte Luft wird so herausgepresst. Wichtig ist ganz besonnenes, tiefes und langsames Atmen – schon während dieser Atemübung werden Sie feststellen, wie sich Körper, Geist und Seele beruhigen und entspannen. Üben Sie am besten täglich 10 x ca. 2 Minuten.

Sollten Schlafstörungen medikamentös therapiert werden?

Zur Behandlung von Schlafstörungen kommen pflanzliche bzw. homöopathische Medikamente sowie chemische Medikamente zum Einsatz.

Pflanzliche Medikamente (z. B. Baldrian, Hopfen, Passionsblume, Lavendel) und Homöopathika (z. B. Sepia, Arsenicum album, Argentum nitricum) haben den Vorteil, dass sie keine oder nur geringe Nebenwirkungen aufweisen. Nachteilig ist, dass sie nur leicht beruhigend wirken und zwar die Schlafbereitschaft erhöhen, aber gerade bei „eingefahrenen" und länger bestehenden Schlafstörungen nicht ausreichend wirken. Das Gleiche gilt auch für Kombinationen von verschiedenen Pflanzen bzw. für Kombinationen von verschiedenen homöopathischen Mitteln.

Zu den Schlafmitteln auf chemischer Basis gehören apothekenpflichtige, nicht verschreibungspflichtige Medikamente (meist sogenannte Antihistaminika) sowie verschiedene verschreibungspflichtige Schlafmittel. Alle auf chemischer Basis beruhenden Schlafmittel haben die unangenehme Eigenschaft, dass sie das Schlafprofil verändern, d. h. die eigentliche, physiologische Schlafstruktur wird zerstört. So verkürzen chemische Schlafmittel den so wichtigen REM-Schlaf, was bspw. die Verinnerlichung von Lernprozessen behindern kann.

Die apothekenpflichtigen Schlafmittel sind für eine Daueranwendung ebenfalls nicht geeignet, zudem weisen sie viele Kontraindikationen (Gegenanzeigen) auf, d. h. bei bestimmten Krankheitsbildern wie bspw. bei einer Vergrößerung der Prostata oder bei Glaukom (grünem Star) dürfen diese nicht eingenommen werden.

Als verschreibungspflichtige Schlafmittel kommen sogenannte Benzodiazepine zum Einsatz (z. B. Lorazepam), weiter die von den Benzodiazepinen abgeleiteten sogenannten Z-Präparate (Zolpidem, Zopiclon).

Auch Benzodiazepine sowie Z-Präparate stören – auf Dauer eingenommen – das Schlafprofil, zudem besteht ein sehr großes Risiko der Abhängigkeit. Man sagt, dass es bei Benzodiazepinen schon nach einer Woche zu Abhängigkeitserscheinungen kommen kann.

Aus diesem Grund werden zur Behandlung von Schlafstörungen zunehmend auch Antidepressiva sowie Neuroleptika eingesetzt. Diese sollen das Abgleiten in die Abhängigkeit verhindern und evtl. zusätzlich bestehende Erkrankungen wie Depressionen „mitbehandeln". Aber auch Antidepressiva und v. a. Neuroleptika haben nicht wenige Nebenwirkungen und auch diese Medikamentengruppen stören das natürliche Schlafprofil.

So ist auch der Einsatz von Antidepressiva und Neuroleptika mit nicht unerheblichen Risiken und Nebenwirkungen verbunden und deshalb gibt es auch kein klares Pro oder Contra für oder gegen den Einsatz einer bestimmten Gruppe von Schlafmitteln.

Es muss vielmehr bei jedem Einzelfall überlegt werden, ob die Verordnung eines Schlafmittels sinnvoll ist und welches Schlafmittel für den jeweiligen Patienten am verträglichsten und wirksamsten ist.

Eine genaue Erörterung der verschiedenen Schlafmittelgruppen würde jedoch den Rahmen dieses Buchs sprengen, da diese im Zusammenhang dieses Ratgebers nur oberflächlich abgehandelt werden könnten.

Schüßler-Salze bei Schlafstörungen

Schüßler-Salze sind empfehlenswert bei Schlafstörungen, da diese sanft und ohne Nebenwirkungen wirken. Schüßler-Salze sind Mineralsalze in homöopathischer Dosierung. Die Therapie geht auf den homöopathischen Arzt Dr. med. Wilhelm Heinrich Schüßler (1821-1898) zurück. Schüßler ging davon aus, dass sämtliche Krankheiten durch Störungen des Mineralstoffhaushalts in den Körperzellen entstehen und entsprechend durch die Gabe homöopathischer Dosen der Mineralsalze geheilt werden können. Schüßler führte zudem die sogenannte Antlitzdiagnose durch – wonach verschiedene fehlende Mineralstoffe an bestimmten Merkmalen im Gesicht erkennbar sind.

Schüßler-Salze sind nicht mit einer Substitution von Mineralstoffen in hoher Dosierung vergleichbar – Schüßler-Salze sind vielmehr entwickelt, um den Mineralstoffhaushalt der Zellen zu regulieren und so die Selbstheilungskräfte des Körpers zu aktivieren. Die speziell aufbereiteten Salze können direkt von den Zellen aufgenommen werden und dort die chemischen Abläufe normalisieren. Auf diese Weise wird das natürliche Gleichgewicht der Zellen wieder hergestellt, die Ursache der Erkrankung wird beseitigt.

Schüßler-Salze erfreuen sich immer größerer Beliebtheit, da sie wirksam, fast frei von Nebenwirkungen und zudem preiswert sind. Die Zahl der Anhänger der Schüßler-Salze wächst daher kontinuierlich und immer mehr Leute setzen auf die bewährte Therapie.

Schüßler-Salze werden als potenzierte Mittel in Tablettenform angewendet, die Tabletten lässt man langsam im Mund zergehen. Je länger das Mineralsalz Kontakt mit der Mundhöhle hat, desto intensiver ist die Wirkung. Schüßler-Salze gibt es in verschiedenen Potenzen, wobei D 6 als die Regelpotenz gilt. Es gibt 12 Schüßler-Funktionsmittel und weitere 15 Ergänzungsmittel.

Schüßler-Salze können direkt von den Zellen des Körpers aufgenommen werden, da sie nicht den Verdauungstrakt passieren müssen. So kann sich die Wirkung auf subtile, aber effektive Weise in jeder Zelle entfalten.

Was die Dosierung der Salze betrifft, gibt es unterschiedliche Meinungen. Manche Homöopathen empfehlen die hochdosierte Anwendung – gerade zu Beginn der Behandlung. Ich empfehle allerdings eher die Standardempfehlung von 3 x tgl. 1 Tablette (Ausnahme: die Heißen 7). Die Schüßler-Tabletten können direkt eingenommen werden oder aber zuvor in heißem Wasser aufgelöst werden. In diesem Fall trinkt man das heiße Wasser mit den aufgelösten Tabletten schlückchenweise, vor dem Schlucken belässt man die Flüssigkeit noch für einige Zeit in der Mundhöhle. Löst man die Tabletten in Wasser auf, so verwende man einen Plastik- oder Holzlöffel, niemals einen Metalllöffel. Auch über die Anzahl der Schüßler-Salze, die man gleichzeitig einnehmen kann, herrscht Uneinigkeit.

Manche Homöopathen empfehlen, nur ein Schüßler-Salz zu nehmen, manche sehen dagegen überhaupt kein Limit bei der Anwendung von Schüßler-Salzen.

Ich spreche die Empfehlung aus, nicht mehr als drei Schüßler-Salze gleichzeitig anzuwenden.

Schüßler-Salz Nr. 7: Magnesium phosphoricum D 6

(Magnesiumphosphat)

Schüßler-Salz Nummer 7 ist eines der wichtigsten Schüßler-Salze überhaupt, da es an fast allen Stoffwechselvorgängen beteiligt ist. Magnesiumphosphat ist insbesondere auch bei Schlafstörungen, Nervosität und Unruhe indiziert, da es die Erregbarkeit der Nervenzellen dämpft. Schüßler Salz Nr. 7 hat sich auch bei Erschöpfungszuständen mit Unruhe bewährt. Das sogenannte Salz der Lebensenergie stärkt die Nerven und entlastet den gesamten Stoffwechsel, so dass sich dieser wieder regenerieren kann. Als Anwendungsform empfiehlt sich die Zubereitung der sogenannten Heißen 7. Hierzu werden zehn Tabletten Magnesium phosphoricum D 6 in heißem Wasser aufgelöst und schluckweise über den Tag verteilt getrunken. Für eine zusätzliche Wirkung kann man abends die Füße mit der Salbe Nr. 7 einreiben.

Schüßler-Salz Nr. 5: Kalium phosphoricum D 6

(Kaliumphosphat)

Kalium phosphoricum ist das wichtigste Mineral für Nerven, Psyche und Gehirn. Es wirkt gegen alle Formen von Unruhe, Nervosität, Stress und Erschöpfung, unabhängig davon, welche Ursachen diese Beschwerden haben. Kalium phosphoricum versorgt alle Körperzellen mit Energie, indem es die Sauerstoffaufnahme der Zellen anregt. Auf diese Weise werden neue Kraftreserven aufgebaut, der Organismus wird wieder vital und munter. Kalium phosphoricum hilft bei starkem Stress und hoher Arbeitsbelastung. Schlafstörungen, Erschöpfung, Nervosität, und Ermüdungserscheinungen werden gemindert oder beseitigt. Auch depressive Verstimmungen, Überreizung und Angst werden nachhaltig gebessert.

Epilog

Nun sind Sie, liebe Leserin und lieber Leser, am Ende dieses Ratgebers angelangt.

Ich hoffe, Sie können dem Buch einige wertvolle Anregungen und Impulse entnehmen, die Sie für sich nutzen können.

Da der Schlaf von vielen Faktoren beeinflusst wird, ist es besonders wichtig, mehrere der hier vorgestellten Methoden einzuüben. So wie jeder Mensch ein Individuum ist, so muss auch jeder Mensch die für ihn am sinnvollste Methode ausfindig machen. Ihr Körper wird Ihnen den Weg aufweisen, welcher gut und richtig für ihn ist.

Beherzigen Sie bitte auch, dass jede Methode mindestens vierzehn Tage geübt werden sollte, um rückblickend erkennen zu können, ob die jeweilige Methode Erfolg gebracht hat.

Scheuen Sie sich weiter nicht, bei Bedarf einen geeigneten und auf Schlafstörungen spezialisierten Therapeuten aufzusuchen.

Auf Ihrem persönlichen Weg zu einem gesunden, glücklichen und erfüllten Leben wünsche ich Ihnen alles erdenklich Gute.

Herzlichst Ihre Apothekerin Dr. Angela Fetzner

Zur Autorin

Dr. Angela Raab geb. Fetzner, geboren in Bad Kissingen, ebenda auch aufgewachsen.
Studium der Pharmazie in Würzburg, anschließend Approbation zur Apothekerin. Aufbaustudium der Pharmaziegeschichte in Marburg, Abschluss als Pharmaziehistorikerin.
Dort auch Promotion zum Dr. rer. nat.
Seit 1996 bis dato Arbeit in öffentlichen Apotheken und Krankenhausapotheken in ganz Deutschland sowie der Schweiz. Daneben Seminartätigkeit im In- und Ausland.
Von 2012-2018 Veröffentlichung von mehr als 50 Ratgebern und Fachbüchern v. a. zu verschiedenen Gesundheitsthemen, die zehntausende von Lesern begeistern.

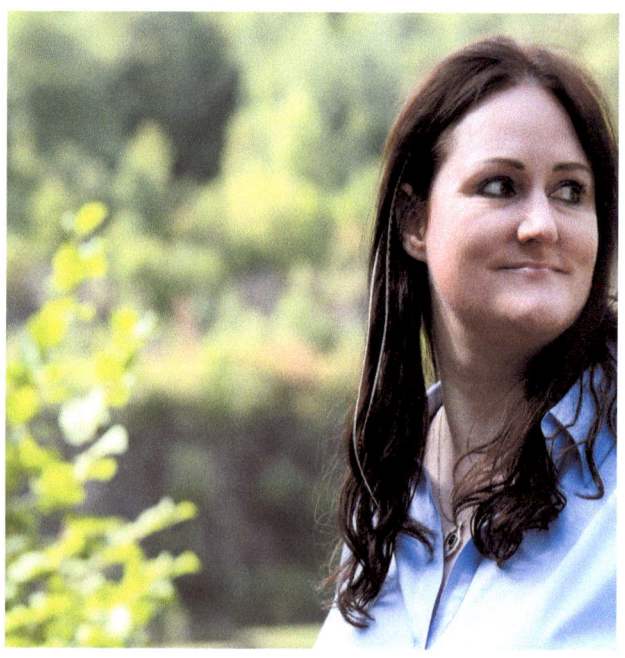

Ein herzliches Dankeschön

- an dieser Stelle an alle werten Leserinnen und Lesern. Lob, Kritik oder Anregungen können Sie mir gerne auf meiner Facebook-Seite https://www.facebook.com/AngelaFetzner oder auf meiner Autorenhomepage mitteilen: http://www.angela-fetzner.de

Bücher von Dr. Angela Fetzner

Finden Sie alle auf der Autorenhomepage: http://www.angela-fetzner.de
Auf meiner Homepage finden Sie nicht nur alle meine Bücher und E-Books. Darüber hinaus möchte ich meinen Leserinnen und Lesern auch einen besonderen Service bieten. So stelle ich auf meiner Homepage regelmäßig Onlinelesungen von mir ein, weiter schreibe ich Blogartikel zu verschiedenen Themen sowie Rezensionen zu diversen Büchern.

Hier können Sie sich auch für meinen Newsletter anmelden, um regelmäßig Informationen über neue Bücher, Preisaktionen, Verlosungen und Gesundheitstipps zu erhalten.

Außerdem finden Sie meine E-Books in allen führenden Online Shops und die Druckbücher im Versand- und Standardbuchhandel.

Sie finden mich auch in den sozialen Netzwerken: **Facebook, Twitter, Instagram und Youtube.**

https://angela-fetzner.de/___/

Leseprobe Aromatherapie

„Es gibt Düfte, frisch wie Kinderwangen
Süß wie Oboen, grün wie junges Laub
Verderbte Düfte, üppige, voll Prangen,
Wie Weihrauch, Ambra, die zu uns im Staub
Den Atemzug des Unbegrenzten bringen
Und unserer Seele höchste Wonnen singen."
Charles Baudelaire (1821-1867, französischer Dichter)

Prolog
Liebe Leserin, lieber Leser,
Die heilende Kraft ätherischer Öle ist wohl eine der angenehmsten Möglichkeiten, viel für die seelische und körperliche Gesundheit zu tun. Denn die wohltuenden Düfte ätherischer Öle können unsere Stimmung beeinflussen und sich positiv auf Seele und Körper auswirken. Diese Tatsache macht sich die Aromatherapie zunutze, bei der ätherische Öle eingesetzt werden, um bestimmte Wirkungen zu erzielen.

Ätherische Öle tragen zum seelischen und körperlichen Wohlbefinden bei und können die unterschiedlichsten Beschwerden auf sanfte und natürliche Weise lindern. Die heilende Energie und gebündelte Lebenskraft der natürlichen Stoffe sorgt für Harmonie, Ausgeglichenheit und dauerhafte Gesundheit.

Ich möchte Sie dazu einladen, mich auf die Reise in die spannende Welt der ätherischen Öle zu begleiten.

Die Autorin berät und informiert als promovierte Apothekerin seit zwei Jahrzehnten zahlreiche Kunden. Als unabhängige Autorin und Apothekerin fühlt sich die Verfasserin dieses Buchs nur der Gesundheit und dem Wohl der Menschen verpflichtet.

Herzlichst Ihre Apothekerin Dr. Angela Fetzner

Ätherische Öle - Duftende Lebenskraft

Ätherische Öle enthalten die heilende Lebenskraft und – so sagt man - die duftende Seele der Pflanze.

Das Wort ätherisch leitet sich vom altgriechischen Wort aither ab. Aither ist entsprechend der griechischen Philosophie der Urstoff, aus dem die Materie entsteht. Gleichzeitig bedeutet aither „von der Eigenschaft des Ethers" – was darauf hindeutet, dass es sich um etwas Flüchtiges, nicht Fassbares, handelt.

Weiter ist das Wort aither die Versinnbildlichung des Himmels oder auch der Himmelsduft – weshalb man von ätherischen Ölen auch von der duftenden Seele einer Pflanze spricht.

Was genau sind ätherische Öle?

Ätherische Öle werden von zahlreichen Pflanzen in speziellen Öldrüsen gebildet, die sich in sämtlichen Teilen der Pflanze befinden können: In den Blüten, den Blättern, der Fruchtschale, der Rinde, der Wurzel, in den Samen und im Harz. Ätherische Öle besitzen einen starken, ausgeprägten Geruch, der für die Herkunftspflanze charakteristisch ist. Ätherische Öle sind leicht flüchtige Stoffgemische, die im Gegensatz zu fetten Ölen schnell und ohne Rückstand verdampfen (bis auf etwaige Farbstoffe oder Harze). Meist handelt es sich um klare Flüssigkeiten, einige Öle wie Orangenöl oder Zitronengrasöl sind jedoch auch farbig. Ätherische Öle sind leicht löslich in organischen Lösungsmitteln (Alkohole, Ether, Ketone, Alkane), sowie in Fett, sie enthalten allerdings selbst kein Fett. In Wasser sind sie schwer löslich - da sie meist leichter sind als Wasser, schwimmen sie auf diesem.

Ätherische Öle bestehen aus einem komplexen Gemisch von Terpenen, Sesquiterpenen sowie aromatischen Verbindungen – das charakteristische Gemisch von vielen Stoffen wirkt synergistisch und macht die charakteristische Wirkung des jeweiligen ätherischen Öls aus.

Wie werden ätherische Öle gewonnen?

Um ätherische Öle nutzen zu können, ist es notwendig, nicht wirksame Pflanzenbestandteile wie Pflanzenfasern, Wasser und Eiweiß zu entfernen. Für die Gewinnung ätherischer Öle stehen verschiedene Möglichkeiten zur Verfügung.

Wasserdampfdestillation

Das gängigste Verfahren zur Gewinnung ätherischer Öle ist die Wasserdampfdestillation. Je nach Entwicklungsstand des produzierenden Landes kann die Destillation hierbei in tönernen Gefäßen erfolgen oder aber mittels modernster Apparaturen in fortschrittlichen Laboratorien. Die ursprüngliche Form der Gewinnung von ätherischen Ölen, das Destillieren in Erdkesseln mit direkter Befeuerung, ist auch heute noch in vielen Ländern der Erde verbreitet.

Rinden, Hölzer und Wurzeln müssen vor der Destillation zerkleinert werden, um die Ölzellen aus dem Pflanzenmaterial freizulegen. Weiche Blätter und Blüten bedürfen dagegen kaum einer Vorbereitung. Die Pflanzenteile werden alsdann in ein geschlossenes Gefäß gefüllt, durch das Wasserdampf geleitet wird. Das ätherische Öl löst sich nicht in Wasser, wird jedoch vom Wasserdampf mitgerissen.

Das Abkühlen des Gemischs aus Dampf und ätherischem Öl erfolgt mittels des sogenannten Liebig-Kühlers, eines Laborkühlers, der Dämpfe zum Kondensieren bringt. Durch die Abkühlung trennen sich die beiden Phasen – das ätherische Öl und die Wasserphase – voneinander. Das ätherische Öl ist in der Regel leichter als Wasser und kann problemlos abgehoben werden. Ausnahmen hiervon stellen bspw. Zimt- und Nelkenöl dar – diese ätherischen Öle sind schwerer als Wasser und sinken deshalb zu Boden.

Bei der Wasserdampfdestillation werden Mengen an ätherischen Ölen gewonnen, die auf Gehalte des Öls von ca. 1 bis 8 % im Ausgangsmaterial schließen lassen. Vorteil der Wasserdampfdestillation ist, dass diese auch bei Pflanzen, die nur sehr geringe Mengen ätherischer Öle enthalten, angewendet werden kann, da die Ausbeute entsprechend hoch ist. Die Güte des gewonnenen ätherischen Öls hängt allerdings stark von der Sorgfalt bei der Destillation sowie der Konstruktion der Apparatur ab. Öle einiger Pflanzenarten, wie Jasmin, Tuberose oder Mimose, können jedoch nicht durch Wasserdampfdestillation gewonnen werden.

Kaltpressung

Die Expression, also die mechanische Kaltpressung, wird ausschließlich zur Gewinnung hitzeempfindlicher Zitrusöle (Orange, Zitrone, Grapefruit) angewandt.

Bei diesem schonenden Verfahren werden zunächst die Schalen in großen Trommeln von der Frucht separiert. Die Zugabe von Wasser bewirkt, dass das ätherische Öl sowie auch andere Teile von der Schale abgewaschen werden. Durch anschließende Zentrifugation wird das ätherische Öl vom restlichen Gemisch getrennt. Farbstoffe und auf der Fruchtschale befindliche Wachse verbleiben im ätherischen Öl, was jedoch keine Qualitätsminderung bedeutet.

Da Insektizide (Insektenvernichtungsmittel) und Herbizide (Unkrautvernichtungsmittel) fettlöslich sind, können diese je nach Art der Behandlung in das ätherische Öl gelangen. Aus diesem Grund – da die Fruchtschale auch besonders mit Insektiziden und Herbiziden belastet ist – empfiehlt es sich, nur Zitrusöle zu kaufen, die aus kontrolliert biologischem Anbau stammen. Da bei Zitrusfrüchten die Schalen weder durch Hitze noch durch Druck behandelt werden, entspricht das gewonnene ätherische Öl in der Zusammensetzung dem ursprünglich in der Pflanze enthaltenen Öl.

Extraktion mittels Lösungsmitteln

Bei einigen Pflanzen, z. B. bei Jasmin, Hyazinthe, Mimose, Magnolie, Narzisse, Rose, Tuberose oder Veilchen, ist eine Wasserdampfdestillation nicht durchführbar, weil die Menge des erzeugten Öls zu gering wäre oder weil das ätherische Öl hitzeempfindlich ist – in diesem Fall würde das ätherische Öl zerstört oder seine Struktur verändert werden. Als Folge ginge der natürliche Duft der Pflanze verloren und v. a. wäre das so gewonnene ätherische Öl wirkungslos.

Hier bietet sich die Extraktion an, das Herauslösen des ätherischen Öls mit Hilfe eines nicht-polaren Lösungsmittels (Ethanol, Hexan, Toluol, Petrolether usw.).

Zur Durchführung der Extraktion werden tankähnliche Behälter mit Blütenmaterial befüllt. Das Lösungsmittel wird zu den Blüten eingeleitet, währenddessen die Blüten rotiert werden. Auf diese Weise kann sich das ätherische Öl aus den Blüten lösen, neben dem ätherischen Öl werden jedoch auch Wachse und Farbstoffe aus der Blüte gelöst.

Nach anschließender Verdampfung des Lösungsmittels bleibt das sogenannte Concrète zurück – eine farbige Paste, die neben ätherischem Öl auch Wachse und Farbstoffe enthält.

Das Concrète wird mit Alkohol auf 50 °C erwärmt – die Wachse sind in Alkohol nicht löslich – anschließend wird abgekühlt, wobei sich die Wachse abscheiden. Der Alkohol wird in mehreren Destillationsprozessen (unter Vakuum) verdampft, Endprodukt ist das erwünschte und begehrte Absolues. Als Lösungsmittel für die Extraktion ist vorzugsweise Alkohol (Ethanol) zu verwenden, weil Ethanol biologisch vollkommen unbedenklich ist. Mittels Alkoholextraktion gewonnene Absolues sind teurer, – das Extraktionsmittel Ethanol ist wesentlich teurer als bspw. Hexan – diese können jedoch auch zum innerlichen Gebrauch verwendet werden (die innerliche Einnahme ätherischer Öle sollte jedoch nur auf Rat eines erfahrenen Aromatherapeuten erfolgen).

Etwaige Rückstände von Hexan sind dagegen gesundheitlich bedenklich, weshalb seriöse Firmen auch auf strenge Rückstandskontrollen achten. In jüngster Zeit werden ätherische Öle auch mittels überkritischen Kohlendioxids als Lösungsmittel aus der Pflanze extrahiert. Dieses moderne Verfahren liefert ätherische Öle der allerbesten Qualität. Hierzu setzt man das Pflanzenmaterial mit Kohlendioxid in einem geschlossenen System unter Druck, das unter Druck flüssige Kohlendioxid löst schon bei sehr niedriger Temperatur (bei maximal 40 °C) das ätherische Öl aus dem Pflanzenmaterial heraus. Nach Reduzierung des Drucks verflüchtigt sich das nun gasförmige Kohlendioxid rückstandslos, während nur das ätherische Öl im System verbleibt. Die Extraktion mit Kohlendioxid erfolgt im Gegensatz zur Wasserdampfdestillation bei niedrigen Temperaturen – das schonende Verfahren gewährleistet also, dass das ätherische Öl in seiner ursprünglichen Form erhalten bleibt. Weiter wird das Kohlendioxid nach der Extraktion des ätherischen Öls rückstandslos entfernt – während die Extraktion insbesondere mit toxischen organischen Lösungsmitteln durch nicht vollständig verdampfte Rückstände nicht unbedenklich ist.

Resinoide sind Extrakte aus Harzen (den Resinen), die reich an ätherischen Ölen sind. Sie werden durch Extraktion mit Lösungsmitteln (z. B. Hexan) und anschließendes Abdampfen des Lösungsmittels gewonnen. Resinoide sind dickflüssige, halbfeste oder feste Substanzen mit kräftigem Geruch. Sie besitzen eine bessere Löslichkeit als die entsprechenden Harze. Die Resinoidherstellung wird meist bei Benzharzen (Benzoe, Guajak, Perubalsam) und bei Gummiharzen (z. B. Myrrhe) angewandt.

Enfleurage

Bei der Enfleurage werden Blüten v. a. von Jasmin oder Tuberose immer wieder auf dünn mit Fett (meistens Schweineschmalz) bestrichene Glasplatten gelegt und danach etwa 12 Stunden kühl und dunkel gelagert. Diese Prozedur wird etliche Male wiederholt, dabei lösen sich die fettlöslichen Duftstoffe aus den Blüten und sättigen das Fett nach und nach. Bei einem abgewandelten Verfahren werden Glasplatten auf der Unterseite mit Fett bestrichen und auf die Blüten gelegt.

Die Enfleurage ist ein sehr schonendes Verfahren zur Gewinnung ätherischer Öle, zudem werden auf diese Weise qualitativ sehr hochwertige ätherische Öle gewonnen. Ein per Enfleurage gewonnenes Jasminöl besitzt bspw. einen weitaus feineren Geruch als ein durch Lösungsmittelextraktion gewonnenes Jasminöl.

Da die Enfleurage jedoch durch sehr aufwendige Herstellungsprozesse sehr kostenintensiv und daher kaum wettbewerbsfähig ist, wird sie kaum noch angewandt.

Eine makabre Ausführung der Enfleurage mag dem einen oder anderen aus Patrick Süskinds Roman „Das Parfum" bekannt sein. In dem Roman fabriziert der Protagonist Grenouille sein „Überparfüm" durch die Enfleurage von 25 Jungfrauen, die er zuvor erdrosselt hat - deren Duft der Jugend und Schönheit vermag er alsdann in einer eigenen Parfümkreation zu konservieren.

Hinweis

Bezüglich der im Folgenden gemachten Ausführungen darf der Leser darauf vertrauen, dass die Autorin große Sorgfalt darauf verwendet hat, dass die Angaben in diesem Buch dem neuesten Stand der Wissenschaft entsprechen. Nichtsdestotrotz kann die Autorin für die gemachten Angaben keinerlei Verantwortung und Gewähr übernehmen. Die Durchführung der in diesem Buch beschriebenen Anwendungen erfolgt auf eigene Gefahr und auf eigene Verantwortung des Benutzers. Die Autorin übernimmt keine Haftung für Personen-, Sach- und Vermögensschäden aufgrund der Durchführung der hier erwähnten Anwendungen. Auch betreffend der in diesem Buch angegebenen Dosierungen und Mengenangaben darf der Leser darauf vertrauen, dass die Autorin große Sorgfalt darauf verwendet hat, dass diese Angaben dem neuesten Stand der Wissenschaft entsprechen.

Nichtsdestotrotz kann die Autorin für Angaben zu Dosierungsanweisungen keine Gewähr übernehmen. Jede Dosierung erfolgt auf eigene Gefahr des Benutzers. Auch betreffend die genannten Arzneimittel darf der Leser darauf vertrauen, dass die Autorin große Sorgfalt darauf verwendet hat und die diesbezüglichen Angaben dem neuesten Stand der Wissenschaft entsprechen.

Die Autorin hat im Übrigen keine Beziehung zu den Herstellern der genannten Arzneimittel und erzielt keinerlei finanziellen Vorteil aufgrund der Erwähnung bestimmter Arzneimittel.

Die innerliche Anwendung reiner ätherischer Öle ist ohne Verordnung durch einen erfahrenen Aromatherapeuten abzulehnen – ätherische Öle sollten also niemals auf eigene Faust innerlich eingenommen werden. Wer trotzdem ätherische Öle innerlich anwendet, tut dies auf eigene Gefahr. Die Autorin übernimmt keinerlei Haftung.

Ich hoffe, Ihnen mit diesem notwendigen Gefahrenhinweis nicht den Spaß und die Freude an diesem Buch verdorben zu haben. Aber noch immer – oder auch gerade noch immer - gilt Paracelsus' berühmter Spruch: „Alle Dinge sind Gift, und nichts ist ohne Gift; allein die Dosis macht, dass ein Ding ein Gift ist."

In welchen Pflanzenteilen sind ätherische Öle vorhanden?

Ätherische Öle können in allen Pflanzenteilen vorhanden sein. Manche Pflanzen besitzen auch in verschiedenen Pflanzenteilen ätherische Öle, die sich in ihrer chemischen Zusammensetzung stark unterscheiden können, z. B. Zimtrinden- und Zimtblätteröl. Anhand der folgenden Übersicht können Sie erkennen, aus welchen Pflanzenteilen die jeweiligen ätherischen Öle gewonnen werden.

Blüten: Basilikum, Kamille, Jasmin, Lavendel, Magnolie, Neroli, Orangenblüten, Rose, Schafgarbe, Ylang-Ylang

Blätter: Cajeput, Cistrose, Citronella, Eukalyptus, Geranie, Lemongras, Lorbeer, Melisse, Minze, Myrte, Pfefferminze, Rhododendron, Rosmarin, Salbei, Zimt

Fruchtschale: Bergamotte, Grapefruit, Limette, Mandarine, Orange, Zitrone

Holz: Kampfer, Sandelholz, Zedernholz, Zypresse

Wurzel: Angelika, Baldrian, Ingwer, Iris, Narde, Vetiver

Rinde: Zimt

Nadeln: Fichte, Lärche, Latschenkiefer, Tanne

Harz: Benzoe, Galbanum, Myrrhe, Stryrax, Tolubalsam, Weihrauch

Welchen Zweck erfüllen ätherische Öle in Pflanzen?

Jede Pflanze hat einen unverwechselbaren, charakteristischen Duft. Pflanzendüfte bestimmen im Wesentlichen die Pflanzenpersönlichkeit, sie sind unverwechselbares Charakteristikum und Merkmal der jeweiligen Pflanze. Von daher werden ätherische Öle auch häufig als die Seele der Pflanze bezeichnet.

Aber welchen Nutzen haben ätherische Öle überhaupt für Pflanzen? Man kann wohl kaum annehmen, dass ätherische Öle lediglich in Pflanzen gebildet werden, um uns Menschen zu erfreuen und unserer Gesundheit zu dienen.

Im Folgenden ist daher aufgelistet, welche Vorteile die Produktion von ätherischen Ölen den jeweiligen Pflanzen bietet.
- Abwehr von Insekten.
- Anlocken von Insekten, die der Bestäubung dienen sollen.
- Anlocken von Insekten, die Pflanzenschädlinge vertilgen sollen (z. B. verzehren Wespen Blattläuse auf bestimmten Pflanzen).
- Zur Kommunikation mit anderen Pflanzen, um diese bspw. vor Fraßfeinden zu warnen.
- Abwehr von anderen Pflanzen – durch diese Möglichkeit sichert sich die Pflanze ihren Lebensraum und zur Verfügung stehende Ressourcen wie Wasser und Nährstoffe.
- Zum Anlocken von Insekten, um diese zu verspeisen (fleischfressende Pflanzen).
- Keimtötende Wirkung bestimmter ätherischer Öle, auf diese Weise werden Krankheiten verursachende Mikroorganismen abgetötet.
- In heißen und trockenen Gegenden legen manche Pflanzen einen Schutzfilm aus ätherischen Ölen auf ihre Blätter und Nadeln, um diese vor Wasserverdunstung und vor UV-Strahlung zu schützen.

Worauf muss ich beim Kauf von ätherischen Ölen achten?

Ätherische Öle sind in den unterschiedlichsten Qualitäten im Handel erhältlich. Man unterscheidet generell zwischen 100 % naturreinen ätherischen Ölen, natürlichen ätherischen Ölen, naturidentischen Ölen und künstlichen Ölen. Ein hochwertiges ätherisches Öl zu erkennen, ist für den Laien nicht einfach, da die Bezeichnung ätherisches Öl nicht geschützt ist. Selbst rein synthetisch hergestellte Öle dürfen die Bezeichnung ätherisches Öl tragen. Die folgende Übersicht soll Ihnen deshalb dazu dienen, beim Kauf von ätherischen Ölen deren Qualität einschätzen zu können.

Ende der Leserprobe

Jeder Nachdruck, jede Wiedergabe, Vervielfältigung und Verbreitung, auch von Teilen des Werkes, jede Abschrift, auch auf fotomechanischem Wege oder im Magnettonverfahren, in Vortrag, Funk, Fernsehsendungen, Telefonübertragung, sowie Speicherung in Datenverarbeitungsanlagen bedarf der ausdrücklichen, schriftlichen Genehmigung der Autorin.